「認知を生きる」ことの意味
カランブローネからリハビリテーションの地平へ

アルド・ピエローニ, ソニア・フォルナーリ 著
小池美納 訳
沖田一彦 編集

協同医書出版社

…寄せてはかえす波打ちぎわに砂を盛り，
石を並べてこれが僕たちの城だと，
これが僕たちの領土だと
まるで子どものように言いはっているけれど，
たとえすべてが海に飲み込まれても
僕たちはそれを子どもじみた徒労の仕事だと思いやしない．
僕たちがやっていることは
この石や砂の物差しで
海の広さや深さ，
波が生きてきた永遠の長さを測っているにすぎないことを知っているから…

「扉の選択」の意味が
自分の中で明確になるまでの長い道のり
〜まえがきにかえて

　本書は，筆者が会長を務め2002年8月31日〜9月1日に開催された『日本認知運動療法研究会第3回学術大会』（京都市）に，イタリアのリハビリテーション・セラピストであるアルド・ピエローニ（Aldo Pieroni）氏とソニア・フォルナーリ（Sonia Fornari）女史を招聘し，特別講演およびインタビューを実施した内容を編集したものです．大会テーマは，「認知運動療法における質的研究のすすめ—臨床実践に向けた観察・記述・分析—」でした．

　これだけ聞くと，「認知運動療法という治療方法があって，その実践のために，今流行りの質的研究[1]の考え方を導入しようという新たな試みで，さぞかし難しい話が展開されたのだろう」と思われるかもしれません．確かに，内容自体は，幅広くかつ難しいものでした．しかし，そこで語られたのは，大げさな医療論でも，難解な科学論でも，ましてや偏狭な技術論でもなく，リハビリテーション医療にとって，より本質的かつ重要なことだったというのが私の実感です．本論に入る前に，ここでは，認知運動療法という媒体を通してお二人が日本に残したメッセージを，いくつかのキーワードを手がかりに，少し長いまえがきという形をとって，私なりに解釈してみたいと思います．

　すべての医療専門職が心に抱いている思いがあります．それは，自分が専門とする医療技術を駆使して病や障害に苦しむ患者を助けたいというものです．また，その場合，単に技術を適用するというのでなく，患者をひとりの人間として理解し，暖かく接して，彼／彼女らのもつ心の問題までをサポートする必要があることも知っています．前者をcureと呼び，後者をcareと呼ぶことを学生のときに教わりました．しかし，医療専門職として仕事をし

[1) 研究質的（qualitative research）とは，自然科学的手法，すなわち数量データによる量的研究（quantitative research）以外のすべての研究方法を指す．

ていると，まじめに考えれば考えるほど，この両者に超えがたい壁が存在している気がしてならないのです．こう言うと，多くのまじめな専門職から反発を受けそうです．「説明と同意を実践したうえで科学的根拠に基づいた治療技術を適用し，かつ人間的に優しく対応している．これの一体どこに問題があるのだ」と．

　しかし両者を分けて考えることができること自体が問題なのではないかというのが私の悩みなのです．一般的に，医学では依然として前者が中心となっており，後者はいまだ軽視されていることが指摘されています．しかし，そのことを認識している良心的な学会でも，両者の研究は別のものとして進められているのが現状でしょう．事実，前者もしくは後者だけの問題を扱う学会は数多く存在します．この根底には，前者は自然科学に，後者は人文科学に属すると考えられていることの影響が大きいように思われます．だから，両者は，時代によっていとも簡単に一方にシフトします．しかし，このような現象を患者側はどう眺めているのでしょうか．

　興味深い研究がいくつかあります．一つは，Wainapelら[2]によるものです．彼らは，アメリカ都市部におけるリハビリテーション科の外来患者にアンケートを実施した結果，約30％のものが何らかの代替医療（alternative therapy）[3]を利用し，そのうち半数以上が何らかの効果を得ていたと報告しています．調査者が医師であるというバイアス（bias）をさしひいて考えると，実際にはもっと多い数の患者が利用しているはずです．いずれにせよ，その効果が近代医療より高いものすらある，民間保険での費用カバーが激増しているなどから，患者による代替医療の利用は，欧米においてはすでに社会問題として取り上げられています．日本における調査は少ないのですが，医療費の自己負担が増加している我が国においても，そう遠くない時期に同様の

---

[2] Wainapel SF et al：Use of alternative therapies by rehabilitation outpatients. Arch Phys Med Rehabil 79：1003-1005, 1998.
[3] 近代医療（modern medicine＝病院医療）以外で行われている治療法の総称．補完医療（complementary medicine）とも呼ばれる．以下の文献に内外の動向がよくまとめられている．
　蒲原聖可：代替医療；効果と利用法．中公新書，中央公論社，2002.

「扉の選択」の意味が自分の中で明確になるまでの長い道のり～まえがきにかえて

問題が起こることは間違いないと思います．しかし，ここで問題にしたいのは，どうして患者はそのような対処行動をとるかということです．

別の研究を紹介しましょう．デンマークの理学療法士（PT）である Jorgensen[4] は，股関節の関節形成術を受けた7名の患者と担当PTの臨床現場を注意深く観察するとともに，両者にインタビューを実施して，PTが患者の身体をどう捉えてアプローチしているかを質的に分析しました．その結果，PTは，1）"物理的身体"と"社会／文化的身体"とを分けて考えている，2）患者の文化的・社会的情報は単に患者との人間関係に必要だという程度の認識しかなく，それらを治療に生かすことはほとんどない，3）病んだ身体に向けられた患者の意識を，協調性などの視点から捉えられる動作の質でみている，などが分かったと言います．彼女は，現状では，「PTとは理学療法的に正しく適切なことを知っている医療サービス業に過ぎない」と言い，患者の「先生はすごくよくなったって言うけど，自分ではそうは思えなくて…」という声の意味を真剣に考えるべきだと述べています．ここで注目したいのは，"物理的身体"と"社会／文化的身体"という言葉です．人間は，二つの身体をもつのでしょうか．この点については後述します．

いずれにせよ，私には，以上の二つの研究が深く関連しているように思えてなりません．ここで，我が国のリハビリテーション医療において起こっていることを考えてみましょう．リハビリテーションの思想が欧米から我が国に輸入されて，およそ半世紀が経過しました．病む者，障害をもった者を可及的早期に社会に復帰させることを目的としたこの思想は，我が国の医療のあり方に重大な影響を与えました．患者の早期離床，早期ADL自立，早期社会復帰の重要性が強調され，法の整備により理学療法士（PT）や作業療法士（OT）といったセラピストが誕生しました．これらのセラピストが行う仕事は，運動や作業を治療手段として用いることで患者に障害を克服・予

---

4) Jorgensen P：Concepts of body and health in physiotherapy; The meaning of the social/cultural aspects of life. Physiotherapy Theory and Practice 16：105-115, 2000.

防させるという点で共通しており，「病気になったら横になって養生する」という我が国古来の療養思想とは180度異なる"画期的な"考え方でした．それらが，この思想を実現するための有力な手段として，我が国の医療体系に速やかに浸透していったのはご存知のとおりです．

　この間，リハビリテーションの目的は，時代の流れとともに何度か変更されました．たとえば，1960年代から70年代においては，受けた障害を機能・形態（impairment）レベルで回復させようとする運動がありました．ファシリテーション・テクニック（facilitation technique）の隆盛がそれです．しかし，その効果が疑問視されると，時代は急速に患者の「生活の質（QOL）」の向上へと向かいました．その結果，専門職による治療は，できる限り早期に能力障害（disability）レベルでの障害を克服させることを目的に，医学的根拠（EBM）に基づいた方法論を効率的に実践していくことが求められるようになりました．また，"治療室"での仕事にとどまらず，その守備範囲を病棟，家庭，地域に拡大し，それぞれの場所で患者のQOLの向上を目指して仕事内容を柔軟に改変していく姿勢や能力が求められるようになりました．それが現在のセラピストの仕事だと言ってもいいでしょう．

　しかし，第1部の講演において，ピエローニ氏は，「リハビリテーションの目的はそうではない」と指摘します．彼は，「リハビリテーションとは，損傷によって障害を受けた機能をもっとも高いレベルで回復させることを目的とした病的状態における学習プロセスである」と述べ，そのことを「専門家としての良心の中で考えて欲しい」と言います．この発言は，単に「患者のために，我々はあくまで機能・形態レベルの回復にこだわる必要がある」という安っぽい倫理観から出たものではありません．彼らは，イタリアにおいて，1960年代後半から，神経科医であるカルロ・ペルフェッティ（Carlo Perfetti）氏を中心に，認知運動療法（cognitive therapeutic exercise）と呼ばれる治療体系を構築してきました．認知運動療法は，人間をひとつのシステム（system）として捉え，そこにある種の病理が生じた場合，リハビリテーション医療の専門職は，どこにどのような方法で介入すべきかを追究してきた治療体系です．

「扉の選択」の意味が自分の中で明確になるまでの長い道のり～まえがきにかえて

　それは，人間の運動を環境世界との相互作用の手段とみなすという，今でいう生態学的な考え方からスタートしました．それをリハビリテーションにおける治療方法として具現化するためには，旧ソビエトの心理学者ヴィゴツキー（Vygotsky L.S.）の発達理論や哲学における記号論，また，のちに認知心理学と呼ばれるようになった1970年代からの知覚心理学の知見が解釈されました．その結果，基本的な治療手技として開発されたのが「認知問題と知覚仮説」でした．このあたりの事情は既刊書[5]に詳しいので，ここでは触れません．しかし，"認知運動療法"は，そこで立ち止まりませんでした．ペルフェッティ氏から直接聞いた言葉で強く印象に残っているのは，「"認知運動療法"という手技があるわけじゃない．ましてや"ペルフェッティ法"だなんて…．人間の運動とその病理の仕組みをいろいろな側面から解釈していくと，機能回復を目的とした治療はこうなるはずなんだ．だから，もし新しい理論が提出され，臨床を通じてその妥当性を判断しようとしたら，治療手技自体は変更されて当然で，形が同じものは進歩する気がないと言っているのと同じなんだ」[6]という言葉です．

　ですから，"認知運動療法"はその後も変化し続けました．1980年代から1990年代にかけ，知覚仮説に基づいた治療が脳卒中片麻痺以外のさまざまな疾患に適用され，その妥当性が検討されました．また，1990年代後半には知覚仮説と運動イメージ（motor imagery）の類似性・関連性が着目され，その治療手技の開発が行われました[7]．そして，今世紀に入ってからは，本書にもしばしばでてくる，「認知を生きる（Vivere La Conoscenza）」のプロジェクトが始まっているのです．その基本になっているのは，フランシスコ・ヴァレラ（Francisco Varela）という生物学者が提起した「神経現象学

---

5) 宮本省三，沖田一彦（編）：認知運動療法入門；臨床実践のためのガイドブック．協同医書出版社，2002．
6) 筆者が，1992年に最初にイタリアにペルフェッティ氏を訪ねた際，「フランスではペルフェッティ法と呼ばれているそうです」と発言したことに対する異議．
7) Pantè F（小池美納・訳）：認知運動療法における治療介入としての運動イメージの使用．認知運動療法研究1：46-55，2001．

「扉の選択」の意味が自分の中で明確になるまでの長い道のり〜まえがきにかえて

(neurophenomenology)」[8]という考え方です．ピエローニ氏とフォルナーリ女史による本書の第2部と第3部の講演内容は，それをリハビリテーションの臨床においてどう展開しているかというものです．これはとても難解です．このプロジェクトをはじめて耳にしたのは，2000年4月に高知市で開催された日本認知運動療法研究会主催の「認知運動療法アドバンスコース」に，やはりイタリアのリハビリテーション・セラピストであるフランカ・パンテ（Franca Pantè）女史を招聘して講義を聞いたときのことでした[9]．正直な話，彼らが何をしようとしているのか，そのときはほとんど分かりませんでした．

ただ，そのあとのイタリアとのやりとりや自己学習で分かってきたことは，—こんなかいつまんだ言い方をしていいかどうか分かりませんが—，それが，デカルトの身心二元論に由来する身体という客観的な存在と心という主観的な存在の分離に対する方法論的救済策として提示されたアイデアだということです．キーワードは，意識，経験，言語です．「神経現象学」の詳細については，本書の講演内容を読まれてください．認知運動療法がそこに至った学術的な経緯が書かれています．また，編者として，それについての詳しい解説を，日本認知運動療法研究会会長である宮本省三氏（高知医療学院，理学療法士）に依頼しました．「経験と科学のダンス」と題されたこの解説を読んでいただければ，このプロジェクトが「"患者の言葉を大切にしましょう"というようなヒューマニティックな問題ではない」ことを分かっていただけると思います．

心と身体の問題をヴァレラ以前に提起した哲学者がいました．フランスのメルロ＝ポンティ（Merleau-Ponty M）です．彼は，「身体はすべての認識のみなもとである」と言いました[10]．1940年代においてすでに，心と身体が不可分であることを知覚という側面から指摘していたのです．ヴァレラ自身，

---

8) Varela F（河村次郎・訳）：神経現象学；意識のハード・プロブレムに対する方法論的救済策．現代思想10：118-139，2001．
9) 宮本省三（編），Pantè F：認知運動療法講義．協同医書出版社，出版準備中．
10) Merleau-Ponty M（中島盛夫・訳）：知覚の現象学．法政大学出版局，1982．

「扉の選択」の意味が自分の中で明確になるまでの長い道のり～まえがきにかえて

自分の研究を「メルロ＝ポンティが一世代前に始めた研究プログラムを継承するものである」と述べています．「認知を生きる」のプロジェクトは，ヴァレラがまた指摘した「その（心＝意識）変化は必ず生物学的な影響を生み出す」ことを，リハビリテーションの臨床において検証しようとする作業だと言い換えてもいいでしょう．その手段として注目されているのが，患者が自分の思うように動かない身体に関して行う言語記述です．フォルナーリ女史による第3部の講演では，自己の身体に関する言語という主観的な情報の意味を読み取り，セラピストが第三者的に評価した障害との関連性を考え，そのうえで，知覚仮説やイメージといったツールをもって治療者としてどう介入していくかという方法論的救済の例示が行われているのです．

先の Jorgensen が表現した"物理的身体"と"社会／文化的身体"という言葉を思い出してください．彼女は，社会学者であるアンソニー・シノット（Anthony Synnott）[11]の言葉を引用しつつ，後者のことをこう説明しています．「身体の社会学とは身体化された自己（self as embodied）の研究であると定義づけられる．それは，我々の器官，行為，プロセス，感覚によって決定される」，また「（身体の）意識とは，自分自身が使う身体とそれによる行為および自分自身または他人の身体を用いた経験と理解されるべきである」と．「現在のリハビリテーション医療にはこの視点が欠けている」．だから，彼女が観察した患者たちは，「先生はすごくよくなったって言うけど，自分ではそうは思えなくて」と述べたのではないか…．脊髄腫瘍が進行し，しだいに動かなくなっていく自分の身体を"フィールドワーク"して報告した人類学者ロバート・マーフィー（Robert Murphy）もこう言っています．

> 足だけではない．何かそれ以上の大きなものを失ったのではないか．その不安の通り，私は確かに自分（セルフ）の一部をなくしていたのだった．（中略）私が私自身に対して前と違う感じ方をするようになったということだ．私自

---

11) Synnot A（高橋勇夫・訳）：ボディー・ソシアル；身体と感覚の社会学．筑摩書房，1997．

「扉の選択」の意味が自分の中で明確になるまでの長い道のり～まえがきにかえて

> 身の心の内で私は変わった．私という根本条件が変わった．（中略）誰一人として私に，半身—今はもう全身—麻痺のからだをもつというものが，どういう感じのものか，と尋ねたものはない．（中略）私が自分の状態についてどう考えているか—このことについて医療関係の人々はほとんど関心がないらしかった．（中略）私は動こうという意志を失いつつあった[12]．

　はじめに述べた，医療において cure と care を分けて考えることはできないのではないかと思う理由がここにあります．そして，現在イタリアで行われている取り組みは，リハビリテーションにおけるこの重大な問題に対する未来の解答だというのが私の結論です．ずいぶん時間がかかってしまいましたが，ピエローニ氏が第1部で問いかけた「二つの扉の選択」において，後者を選択すること，すなわちあくまでも"治療者"でありつづけることの意味が，こうして自分の中で明確になったのです

　紙面が残り少なくなりましたが，以上の問題を考えるとき，第4部のインタビューの内容について触れておかなければなりません．インタビューでは，そのような治療者として生きていくために必要となる重大な要因が指摘されています．それは，私たち自身が「知の創造者にならなければならない」ということです．インタビューではひとつの逸話が出てきます．それは，ペルフェッティ氏がよく引き合いに出すという，童話『星の王子様』に出てくる学者の話です．『星の王子様』では，本に囲まれた研究室に篭っている地理学者が，自分では実地調査をまったく行わず，星に派遣した探検者からの報告のみをもとに研究を進めています．これを「実際に患者さんをみないで理論だけを唱えている医学者と，ここに出てくる地理学者とは同じレベル」と言うのです．

---

12) Murphy R（辻信一・訳）：ボディー・サイレント；病と障害の人類学．pp112-117，新宿書房，1997．
　　入院中の理学療法，作業療法，また退院後の訪問リハビリテーションなどの場面が多数描写されている．そのとき自分に起こった感覚，感情，思考などの記述が示唆するところが実に多く，リハビリテーション医療関係者には必読の書と思われる．

「扉の選択」の意味が自分の中で明確になるまでの長い道のり～まえがきにかえて

　ではどうすればいいか．ピエローニ氏は強調します．すでにあらかじめ準備された情報のいくつかにアクセスし，それをただ受け取るというのは本当の知識ではない．そうではなく，「何かについての知識を得るための個人的なプロセスとしての知」が本当の知識なのだと．この考え方は，認知運動療法では初期の段階から繰り返し強調されてきました．ペルフェッティ氏は，科学哲学者のカール・ポパー（Carl Popper）の認識論に基づき「リハビリテーションの作業は，理論と実践，本と訓練室の間をいったりきたりしながら，常に新しい問題点に戻って循環してゆく」[13]ことだと言います．そして「理論とは，さまざまな知識を構築して組み上げた"システム"なのであり，それは，訓練というフィルターを通して基礎科学や臨床から得た新しい知見のもとで常に進化していくものと考えなければならない」．そして，それを実現してはじめて，「リハビリテーションはもはや何かの付録ではなく，理論および実践応用の面で一つの独立した分野となれる」[14]と．

　厳しいのは，本書において，それができるかどうかが「イデオロギーとしての差」に関わると指摘されている点です．ピエローニ氏は言います．「一度選択すると，それが困難な選択であればあるほど，以後，毎日それを守っていかなければなりません．その選択を放棄すれば，内心で抵抗はあっても，人から言われたことをしていればよいということになります．自分の良心を片隅に追いやり安楽に過ごすことも可能なわけです．私たちは，自分の良心の声に耳を傾け，患者さんを前にして自分たちのすべきことに妥協はしないという選択をしました．正しいと信じられることを勉強し，実行していこうと決めたのです」と．このことは，インタビューの最後に掲載されている，彼らの「宣言」となって実を結んでいます．

　これ以上のまえがきは不要でしょう．講演の内容を，インタビューの内容

---

13) Perfetti C, 他（小池美納・訳）：認知運動療法；運動機能再教育の新しいパラダイム．協同医書出版社，1998.
14) Perfetti C（小池美納・訳）：新しい雑誌の創刊にあたって．認知運動療法研究 1：3-7, 2001.

「扉の選択」の意味が自分の中で明確になるまでの長い道のり～まえがきにかえて

を，各自で読まれ考えていただければと思います．ピエローニ氏と認知運動療法の出会いは，彼がピサのカランブローネというところにあるセラピスト養成校に「言語哲学」の講義を聴講に行ったところから始まったと言います．そのときのことを，インタビューで，彼はこう語っています．

> 当時も，そして残念ながら今も，セラピストの養成校というのは単なる技術者を養成する所と考えられていました．私の認識もそうでした．ですから，正直なところ，なぜそんな所で人間の精神や行動について勉強しているのだろうか，リハビリテーションでそんなことをする必要があるのだろうかというのが最初の印象でした．

この本の副題に「カランブローネ」という言葉を使ったのは，彼らが，出発点であったカランブローネという場とそこでの活動の精神を踏まえ，どのようにして治療者としての生き方，すなわち扉の選択をしていったかを読者に感じて欲しかったからです．

沖田一彦

目次

「扉の選択」の意味が自分の中で明確になるまでの長い道のり
　〜まえがきにかえて（沖田一彦）

＊＊＊

第1部　講演「リハビリテーションにおける二つの扉」　1
　…アルド・ピエローニ

第2部　講演「認知運動療法と神経現象学」　9
　…アルド・ピエローニ

第3部　講演「学習者としての患者の記述」　31
　…ソニア・フォルナーリ

第4部　インタビュー「カランブローネから認知運動療法へ」　49
　…アルド・ピエローニ

＊＊＊

解説「経験と科学のダンス」（宮本省三）　69

第1部
講演「リハビリテーションにおける二つの扉」

　アルド・ピエローニ　第三回日本認知運動療法研究会学術集会にお招きいただき，ありがとうございます．本日の私の話はある程度長くなると思いますが，イタリアで私たちが歩んできた道を，日本の皆さんとともにもう一度たどる旅をしてみたいと思います．

■リハビリテーションの目的をどこにおくか

　唐突ですが，まず，自分自身に「リハビリテーションの目的とは何か？」と問いかけてみてください．各自がそれぞれ違う答えをもたれているとは思いますが，リハビリテーションとは，「失われた機能を回復するための科学である」というのが，一番わかりやすい答えではないでしょうか．しかし，これだけでは充分ではありません．これでは，私たちの研究の対象となるものを捉えていないように思います．それを「病的な状態における学習のプロセスである」と言えば，もう少し正確になるはずです．しかし，これでもまだ充分とは言えないでしょう．私たちは，自分の心の中で，私たちがたどり着こうとしている目的をさらに明確にしなければなりません．そこで，それをもっと正確に定義しようとすると，以下のようになるのではないでしょうか．

　「リハビリテーションとは，損傷によって障害を受けた機能をもっとも高いレベルで回復させることを目的とした，病的状態における学習プ

第1部　講演「リハビリテーションにおける二つの扉」

ロセスである」[1]

　この定義を心にとめておいていただきたいと思います．これは，イタリアにおける私たちのアプローチを非常に適確に言い表した定義であると同時に，非常に難しくかつ複雑な定義でもあります．なぜこの点を強調するかと言うと，たとえば，「もっとも高いレベルの回復とは何か？」と質問されれば，ことの重大性がよくわかるはずです．皆さんの目の前に，大脳半球に損傷を負って片麻痺の状態にある患者さんがいるとします．この患者さんに対し，私が期待する「もっとも高いレベルの回復」とはどこでしょうか．たとえば，手の運動をあげると，皆さんはその機能の何を最高レベルの回復と考えるでしょうか．手で考えることが難しければ，下肢についてその最高レベルの回復としてどのようなものを想定しているかという質問に変えてみましょう．そのほうが答えは簡単なように思えるかもしれません．この「簡単なように思える」のは実際には幻想なのですが，おそらくそれが皆さんの実感でしょう．

　次に，頭の中で下肢機能のリストを挙げてみてください．たとえば，歩行とか階段昇降，あるいはベッドへの移乗といった項目がすぐに挙がると思います．ところが，ここに一つの問題点があるのです．このリストがあるために，車椅子に座っていた片麻痺の患者さんが，たとえば杖を使って屋内を移動できる，あるいは階段を昇降できるようになれば，これで回復の目標を獲得することができた，そこで治療は終わったと考えてしまうのではないでしょうか．皆さんは，臨床経験を通して，片麻痺の患者さんが「歩けるようになった」ということをどのように認識されているでしょうか．おそらく，その多くは，「あまりきれいな歩き方

---

1) これは，認知運動療法において初期の頃から一貫して提唱されている理念である．「Perfetti C, 他（小池美納・訳）：認知運動療法；運動機能再教育の新しいパラダイム．協同医書出版社，1998」の「序文」も参照．

ではないが，杖を使用したり誰かが介助すれば歩けるようになった」というものでしょう．この認識は，皆さんだけのものではなく，リハビリテーションの世界では一般的なものと言えます．私たちは，移動することができたということだけで自分たちの目標は達成できたと考え，そこで治療を止めているのです．リハビリテーションの世界では，これまでにいろいろな間違いが繰り返されてきましたが，私は，その一つとして，リハビリテーションの効果に対する評価が，治療が終了した時点の結果でのみ考えられてきたことを指摘したいのです．

　想像してください．皆さんの上司や雇用主，医長とか病院長が，皆さんが片麻痺の患者さんの歩行について治療を開始する前に，「あなたは，この患者さんの歩行機能の回復をどこまでと予想しているかこの契約書に書いてください．そのうえで，この契約書の最後にサインしてください」，さらに「サインした限り，あなたが予想したレベルまでの回復が実現しなかった場合には，あなたを解雇します」と言ったとしましょう．そのような事態に直面すると，ほとんどのセラピストは，葛藤から逃れるために，契約書の文面を「治療が終わった時点で，この患者さんが歩けるようになるよう努力してみます」としか書けないと思います．そうすることで自分が解雇される事態を避けたいと考えるでしょう．なぜなら，治療の結果としての回復の到達レベルが一般的なものであればあるほど，それが達成できたかどうかを見極めることはますます難しくなっていくからです．

　このことを，別の比喩でもう少し説明しましょう．私がイタリアで日本語の教師をしているとします．私は，自分の生徒に「この授業が終わった時点で皆さんは少し日本語がしゃべれるようになります」と言いました．状況は同じですね．実は，私たちが患者さんからどういった回復を得たいのかということについてはっきりしたビジョンをもっていない（もてない）のは，生物学的因子が患者さんの回復について私たちにどれだけのものを知らせてくれるかということがはっきりわかっていな

いからなのです．

　話を戻しましょう．先の契約の話を手の回復の場合で考えると，問題がよりはっきりします．手の場合だと，どれだけのセラピストが解雇されずにすむでしょうか．状況は相当厳しいものになるはずです．しかし，この場合，手の機能回復が下肢の回復よりも難しいという事実そのものが問題ではないことに注意してください．手の治療についての契約が下肢の治療についての契約に比べていっそう難しくみえるのは，実は，人間の身体の働きについてはまだわかっていないことのほうが多く，それが手の機能ではとりわけはっきり見せつけられるからではないでしょうか．世界中で発表されているいろいろな研究報告をみると，歩行についてのデータが豊富にある一方，手の運動の洗練された回復について書かれたものは非常に少ないことに気づかれるはずです．

　イタリアに限らず他のヨーロッパ諸国やアメリカでもそうなのですが，この背景には，片麻痺の患者さんの場合，多くの病院で下肢を重点的に対象とした治療が行われるという事実があります．リハビリテーションにおける研究という側面を考えるとき，脳に損傷を負った患者さんの手の機能が回復するためにどれくらいの時間がかかるのか想像してみてください．これは医学的な質問であると同時に，医療に関わる文化的・政治的な質問でもあります．そのうえで，「リハビリテーションとは，損傷によって障害を受けた機能をもっとも高いレベルで回復させることを目的とした，病的状態における学習プロセスである」という定義が意味するところを，専門家としての良心で考えてほしいのです．手の運動機能について達成できる最高レベルの回復とはどこまでを言うのかについては，このことを理解したうえで考えられなければなりません．

■二つの扉の選択

　このことは，手の回復ほど難しいとは思われていない下肢の回復についても，そのレベルを「洗練された足の運動の回復」と考えると，まっ

第1部　講演「リハビリテーションにおける二つの扉」

たく同じことが言えることに気づく必要があります．片麻痺の患者さんがはじめて自分の目の前にきたときに，自分に問いかけてみてください．その患者さんが，決められた時間の中で単に歩く，すなわち，空間の中でとにかく移動する能力を獲得するという「確実性」を選ぶのか，あるいは，何カ月，何年もかかるかもしれないが，繊細な足の動きを獲得しようとする「可能性」のほうを選ぶのか．私たちは，このどちらを選ぶのかという選択を迫られているのです．

　これを自分の身に起こったことと仮定して自問してください．自分が片麻痺になってしまった．仮に"Aの選択"，つまり短い時間であまり洗練されていない運動機能の回復をめざすという道．そして"Bの選択"，つまり長い時間がかかるかもしれないがより洗練された運動機能の回復をめざすという道．このどちらが自分にとって好ましいものなのか．「"Aという扉"と"Bという扉"のどちらを開けるか」，そう自問してもいいと思います．皆さんの中には絵が好きな人，あるいは音楽が好きな人がいらっしゃると思います．短い時間であっという間につくりあげた雑な絵や音楽と，時間をかけて丁寧につくりあげた絵や音楽と，どちらがいいでしょうか．最近のイタリアの新聞に，アメリカで映画『スターウォーズ』の最新作が完成したとの記事が載っていました．何年もかけて製作した素晴らしい映画だといいます．『スターウォーズ』に何年もかけることのほうが，一人の片麻痺患者さんに何年もかけて治療することよりも大切なのでしょうか．

　洗練された高度な運動機能を回復するということに時間がかかるという現状がいつまでも続くとは思えません．それは，あくまでも，現在の私たちの「知」の状況においてそうだというだけです．その現状において，目の前に二つの扉があるとします．時間はかからないけれどあまり高度な運動機能の回復は期待できない"Aの扉"を選ぶのか，それとも，時間はかかるけれど洗練された運動機能の回復が実現できるかもしれない"Bの扉"を選ぶのか．このような問いかけは，患者さん本人のみな

らず，私たちリハビリテーション専門家にとっても大事な選択です．私たちリハビリテーション専門家にとって，"Aの扉"を開けるということは，すでにそこに準備された手技・手法を見つけるということです．私たちはそれを習得すればいいだけです．この扉に入ることは，リハビリテーションのマクドナルドに入るようなものです．扉の向こうには，「ボバース法」とか「PNF」，あるいは「ペルフェッティ法」など，そういったすでにできあがっている手法を選べばよいだけになっていて，一つを習得して飽きたら次，あるいは時間がたったら次へというように手軽に選べばいいのです．一方，"Bの扉"を開けるということは，私たち自身が主役となって新しい「知」を構築していくという主体的な関わりが必要となる道を選択するということです．

　科学には，それが創造される場所と応用される場所とがあるという考え方があります．ここには，科学を応用する場所にいる者は科学の創生には関与できないという暗黙の了解があります．"Aの扉"を開けることは，この考え方に準じることになり，セラピストは後者にしか参加できません．しかし，私たちは毎日を患者さんと過ごしています．患者さんが何をどのように知覚し，そのことをどう考え，どのように動いているか，それを毎日見ているわけです．ですから，さまざまな職種の中でも，誰よりも人間の身体の機能，あるいは脳の機能を把握しているのは私たちセラピストかもしれないのです．すぐれた生態学者は，動物に対する研究を深めるために何カ月も森の中で過ごすことで，長期にわたるフィールドワークを行います．チンパンジーを対象に研究を行う生態学者の仕事と，患者さんを対象とする私たちの仕事との間に優劣があるとは思えません．

　しかしながら，リハビリテーションの世界では非常に奇妙な状況が発生しています．これを生態学者に当てはめて考えると，毎日を森の中で動物を観察している現場の生態学者と，その学者の報告を聞いて森の動物に何が起こっているかを研究室で考えている生態学者が分かれて存在

第1部　講演「リハビリテーションにおける二つの扉」

しているようなものです．つまり，リハビリテーションの世界において，実践することと知ることとの間に境界が生まれているのです．これを日本の皆さんにとって親しみのある「禅」の喩えで言えば，一度も瞑想したことのない人が禅の先生をして威張っているということに近いおかしさだと言えるかもしれません．

　ここまでの話をまとめてみましょう．第一に，リハビリテーションとは，障害を受けた機能の最高レベルの回復を目的とした病的状態における学習プロセスだということです．第二に，私たちの身体は，繊細な機能をもつ上肢と繊細さに欠ける下肢というように，その価値を分けて考えることはできないということです．第三に，洗練された運動機能を回復するという「可能性」を差し出すリハビリテーションの考え方は，私たちの専門職としての，さらには文化的・政治的な良心に関わるものであるということです．そして第四に，リハビリテーションの中で実践と知識を分けて担当するのは間違った考え方であり，私たちは「実践を通じた知の創造者」であるべきだということです．そのために，私たちは，リハビリテーションにおける自分たちのビジョンを変えていかなければなりません．次の講演では，そのための私たちの取り組みについて，もう少し詳しく説明したいと思います．

第2部
講演「認知運動療法と神経現象学」

■状況を"解体"して考える視点

　図1は，私たちの日常生活の中でのおなじみの状況を示したものです．まず，最初の状況は，ベッドで寝ていて鳴っている目覚まし時計を止めようとしているところです（図1-1）．さらに，夜中に目を覚まして暗やみの中を手探りで電気のスイッチを探しているところ（図1-2），コップを手にもって子どもにもっていってやるところ（図1-3），手書きの手紙をコンピュータに向かってタイプしているところ（図1-4），そして最後は，出かける前にコートを着ようとしているところです（図1-5）．このような状況は，皆さんも毎日ごく普通に経験しているもので，単純で当たり前のことと思われるでしょう．しかし，この五つの状況は，非常に複雑でかつ複数の能力から構成されています．このような，一見きわめて単純にみえる運動能力を患者さんがもう一度獲得するために，私たちは何を教えなければならないのでしょうか．それを理解するには，それぞれの状況について"解体（deconstruction）"という作業を行う必要があります．解体とは，私たちの運動スキルを可能としているプロセスを逆にたどっていくことです．

　これを視覚の簡単な例で考えてみましょう．私たちは，一日中視覚を使って空間の距離や奥行きを認識しています．たとえば，目の前にいるAさんとBさんのどちらがあなたにとってより近いところにいるかという質問をしてみます．実際にAさんが近いところにいる状況では，だれ

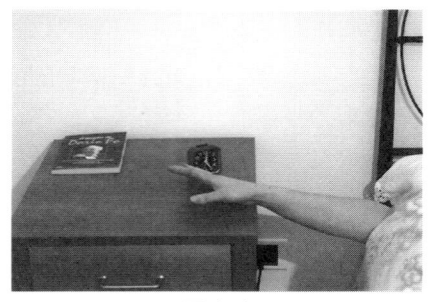

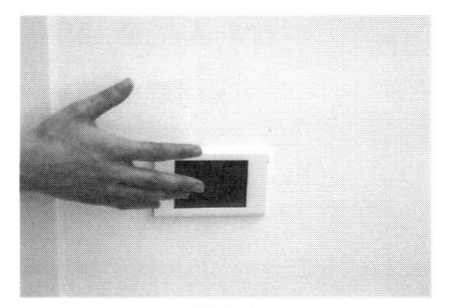

第2部　講演「認知運動療法と神経現象学」

図1-1

図1-2

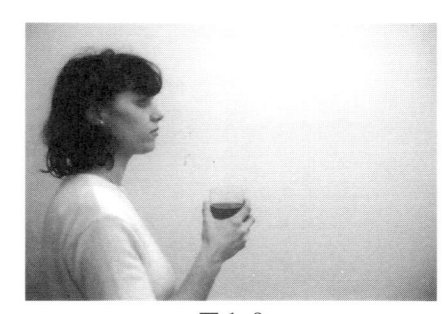

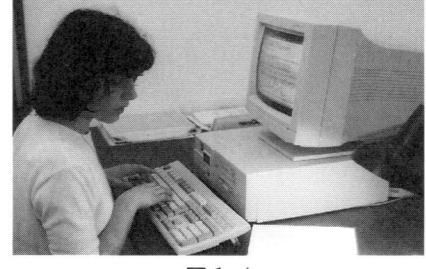

図1-3

図1-4

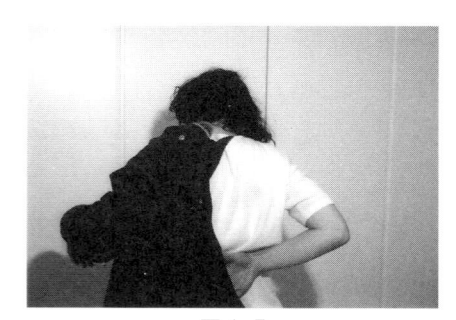

図1-5

でも「Aさんのほうがより近い」と答えると思います．では，「なぜAさんのほうが近いのか」と聞いたら，「だってそう見えるから…」と答えるしかないのではないでしょうか．しかし，ある物体が他と比べて自分により近くにあるか遠くにあるかを判断するためには，脳の中で非常に複雑なプロセスが生まれているのです．このプロセスには二通りのものがあります．まず一つは，私たちの視覚システムの生理学的な特性によるプロセスです．

　ペンを自分の目の前にもってきてください．そして左右の目を交互に手で覆って一側ずつの目でそのペンを見てみてください．すると，手でペンを動かしていないのにペンが左右に動いて見えます．この場合，私たちは，自分の前にあるペンを左右の違った位置からそれぞれ別個に見ていることになります．そうして左右の位置から見えるペンのプロフィールはそれぞれに違っています．私たちは二つの目をもっていますが，それらは同じ世界を見ているのではなく，「同じ世界を二つの異なる視点から見ている」のです．これが"絶対的プロセス"と呼ばれる生理学的なプロセスです．

　もう一度，両眼で目の前のペンを見てください．そして，そのペンを一方の指で横から触れてみてください．ほとんどの人が難なくできるはずです．次に，同じ運動を一側だけの目で行ってください．これだと難しいですね．これは，二人で楽器を演奏しているとき，そのひとりが突然演奏を止めてしまうというような状況だと言えます．双眼性，すなわち二つの目がそれぞれ違う位置から世界を見ているおかげで，私たちは身体から物体までの距離がわかるのです．しかし，ここで心に留めておいてほしいことがあります．一側の目を閉じてペンをもう一方の手で触れた場合，上手く触れられなかった人がいると思いますが，その方は自問してほしいのです．「自分が見ていたペンの場所と手で触ったペンの場所とでは，どちらが私にとっての現実なのか」と．どちらが真実なのでしょう．それとも真実は二つあるのでしょうか．

第2部　講演「認知運動療法と神経現象学」

　このことを幽霊の例で考えてみましょう．もし幽霊が見えたと思ったら，私たちは，それが幻覚かどうか，触ってみるなどして，それを他の感覚を使って確かめようとすることでしょう．世界のどの部分を自分のリアリティ（現実）にしたいと考えるか，言い換えれば，何かを自分の世界として取り入れるのに一つの手段で足りない場合は，自分の他の感覚，あるいは他の人間の感覚に応援を頼むことになります．これがもう一つのプロセスです．幽霊の例だと，視覚だけでそれが確認できない場合には，触覚を使うか，あるいはそばにいる友人に聞くことで，幽霊が本当にそこにいるのかどうか確かめるということになります．

　このように，一つのリアリティを構築するには二つのプロセスが存在しています．まず自分のある感覚を使ってみる．それで不確かなことがあれば，自分の他の感覚あるいは他者の助けを借りてそれを確認しようとするということです．前者は自分の身体内のさまざまな感覚間（inter-sensorial）の協調作用によるプロセス，そして後者は，異なる主体間（inter-subjects）の協調作用によるプロセスと言えます．リアリティは，このどちらか，あるいは両方によって構築されるのです．このように，日常的かつ単純にみえる運動行動であっても，解体していくと，それらが複数かつ複雑な下部プロセスから成立していることがわかってきます．

　人間はどのようにして距離を判断するかという話に戻りましょう．一側の目の視力を失った人でも，物体が自分の近くにあるか遠くにあるかということはわかります．それは何を基準に判断しているのでしょうか．この場合，先に述べた二つのプロセスのうちのもう一つのプロセスが判断基準になります．図2を見てください．この絵には，一側の目で見ても三本の木が立っていることがわかります．また，一側の目で見て，「それらのうち，どの木がこちら側に近いですか」と聞かれても，「右側の木のほうが近い」と誰でも答えられるはずです．このとき，皆さんの頭の中では，「二つの物体を見たとき，それが地平線に対して高いときは遠く，低いときは近い」という思考が行われているはずです．しかし，

第2部　講演「認知運動療法と神経現象学」

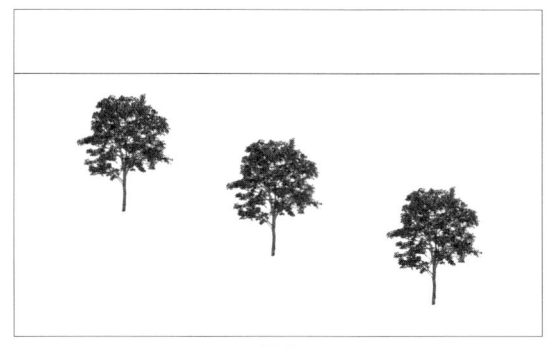

図2

　これは，頭の中に地平線と物体の遠近との関係を結びつける生物学的機構が存在しているからではありません．これは，個人の発達を通した複数の感覚間統合，あるいは異なる複数の主体との関係を構築する経験を通して，このような規則性があるということを，その個人が学んできた結果なのです．

　次に図3の風景画を見てください．私たちは小さく描かれているものほど遠くにあるということを知っています．「知っている」と簡単に言いましたが，実は，これもリアリティ構築のための長いプロセスの結果

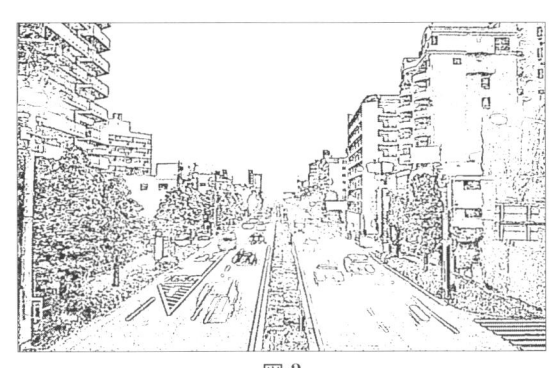

図3

なのです．それは，私たちが現実の中で自分の身体を使って歩いていくと，対象から遠ざかるとそれがだんだん小さく見える，逆にある対象に向かって歩いていくと次第にそれが大きく見えるという体験の中から学んでいったものなのです．生後数週間の子どもにとっては，近くにあって大きく見えるものと，遠くにあって小さく見えるものとは，それぞれ別の異なった存在として認識されます．しかし，親が子どもの手をとって物体を子どもから遠ざけたり近づけたりすることを繰り返すことで，子どもはその物体の見かけの大きさが自分の腕の運動と相関していることを理解するようになるのです．脳は，その中に世界のさまざまな関係性を理解するための思考マップを構築していきます．つまり，「私はこの物体を見ている．非常に小さく見えるけれども，このとき私の腕は伸びている．その物体を今度はここにもってくると，さっきのものよりは大きく見える．でも私の腕は曲がっている．そうすると，これとさっきのものとは同じものなんだ…」というような思考段階を経て判断しているのです．私たちの認知が非常に大きなお城であるとするなら，今述べているようなプロセスは，そのお城をつくるための一つのレンガにすぎません．病理とは，そのようなレンガのある一片が傷つけられていることなのです．

■世界をつくりだす思考

さて，今度はペンを横に水平にして持ってください．そしてそのペンを指でなぞり，その長さを感じてください．次に，水平のペンを自分に対して直角に立て，同じようにペンの長さを感じてください．さらに，これらを閉眼で続けて行い，「どっちのほうが長く感じますか」という質問に答えてください．皆さんはきっと，「持ち方を変えたからといってペンの長さが変わるわけはない」と思われるでしょう．しかしもう少し考えてみましょう．このペンを横に持ってそれを触覚で探索するのに使うのは主に肘関節ですが，肘だけでなく肩も一緒に動いています．一

方，ペンを直角に持ったときの探索では，やはり肘が動きますが肩は固定されています．脳に肘関節の運動と肩関節の運動との意味が同じだと教えてくれる場所があるわけではありません．リアリティは私たち自身がつくりあげているのです．

　先ほど，リアリティを構築するということはさまざまな相関関係を決定することに他ならないと述べました．相関関係を決定するということは思考を行うということです．ここで言う思考とは，「ペンを私に向かって水平に置いてそれを触ったとき，私は肩関節を使って大きな動きをしたが肘関節の動きは小さい．次に，ペンを私に対して直角に置いたときには，私の肘関節の行う運動の距離は長いが，肩関節はあまり動かない．しかし，さきほどと同じものを直角に立てただけで，どちらも同じペンだ…」という思考です．どんなに小さな知覚行為であっても，それには必ずこのような思考が伴っていることが重要です．ものが遠くにあるか近くにあるか，それは長いか短いかなどということは非常に単純な事象です．このようなシンプルな認知プロセスを説明するのに長い時間を要しました．では，片麻痺患者さんの手指の動きの回復が，はたして数カ月で可能なものかと自問してください．もし生物学がこのような高度に発達したすべての運動行動の基礎にあるとすれば，私たちは，それをどのように解体し，どうやって患者さんに教えていくことができるかについて考えていかなければなりません．

　ここでもう一つ注意してほしいことがあります．私は先ほどから"解体"という言葉を使っていますが，それは無限の分析プロセスではありません．その分析には限界があります．あるシステムを分析していくとき，その分析の最小単位をどこにおくべきか．この答えは，「認知的な観点から意味があるものを最小単位とする」です．よって，分析の最小単位は，決して単一の筋収縮とか単一の反射とはなりません．単一の筋収縮とか単一の反射運動は，それだけでは認知的な意味をもちません．よって，そこまで解体していっても，認知的な意味は見出せないのです．

第2部　講演「認知運動療法と神経現象学」

　これは「現象の本質に帰る」ということで，認知運動療法で言う「認知とは世界に意味を与えること」という点に通じます．「世界に意味を与える」とは，いくつかのデータのかたまりの中から，自分が世界との相関関係を構築するために欲するデータを創発させるということに他なりません．ペンの話に戻ると，私たちがペンを見る場合，その位置だけでなく，色，形，光の反射など，ペンのさまざまな面を見るわけです．しかし，一側ずつの目で見た場合の比較となれば，それらの性質の中でも，特に私にとって興味のあるデータは，左右の目で見た場合のペンの何に違いがあるかということです．この場合，色とか形などのデータは興味の対象とはならないでしょう．ここに，私の認知的意識と私の認知目的があります．

　ここで大きな意味をもってくるのが，二つの知覚対象に対する第三の要素である解釈（interpretation）ということです．解釈はイタリア語では"interpretazione"と言います．また，イタリア語には"interpretazione"に似た，"interpetrazione"という同じ意味の言葉があります．"inter"とは，ご存知のように，「〜の間に」という意味です．そして"petra"とは"petrus"，ラテン語の「石」という言葉からきています．つまりこの語義は，「二つの石の間にものを置く」ということです．言い換えれば，「二つの事象間に，それらの相関関係を思考する主体が入る」という意味なのです．

　要するに，私たちが生きている世界は，私たちが解釈し構築したものだということです．その解釈や構築は，私たちがさまざまな感覚機能を動員し，それらを協調させることによって行われます．しかし，これは個人の内部で完結するプロセスです．そのようにして行った世界構築は，もしかしたら幻想にすぎないかもしれません．そこで，その世界をさらに豊かなものに，完全なものにしていくために必要となってくるのが社会的なプロセスです．複数の人間間における協調，先の幽霊の話で言えば，自分だけでわからなければ他の人に聞くということ，その社会的な

プロセスがあるのです．私たちは，それぞれの人生の中でさまざまな経験を重ねながら生きていきます．私たちが生まれながらにしてもっている生物学的な機構は，このようなさまざまな経験にさらされることによって，つまり現実との相互関係によって改変されていくのです．そのような改変された機構によって，さらにまた新しい経験が可能になる．その新しい経験によって，また生物学的な機構が改変されるというように，私たちの生物学的な機構と経験とは，相互に影響し合うことで改変され続ける循環関係にあるのです．

■思考の障害と認知プロセス

ここまでに，「思考（ragionamento）」という言葉が何度もでてきましたが，次はそれについてもう少し考えてみたいと思います．すべての認知プロセスにおいて，それに対応する思考があるとすれば，認知プロセスに障害をきたしている患者さんは，その思考においても障害を負っていると考えることができます．ここで言う「思考」とは，特別な意味をもって使われています．一般的な意味での「思考」とは，ある結論を導くために論理の組み合わせ（connection）を行うことを言います．日常生活で言えば，旅行の計画をするとか，あるいは推理小説を読みながらなぞ解きをする，自分の経済状態について考えごとをするといったことのすべてが「思考」ということになります．しかし，ここでは「思考」という言葉を，先にも述べましたように，「自分の身体を中心として対象との相関関係を構築していくプロセス」という特別な意味で使っています．

図1をもう一度見てください．朝起きて目覚まし時計を止める，暗やみの中でスイッチを手探りで探す，原稿をパソコンのモニターを見ずにタイプする，コップを持ったまま前方を見て歩く，外出するためにコートを着る．これらは，運動行動を日常的生活における動作（ADL）としてみるときの運動の記述です．ADL指導の基本は，たとえば患者さん

に対し,「あなたはこの動作ができないので,それができるように私が教えてあげましょう」ということです．しかし,中枢神経の組織レベルのある段階にとってその課題の遂行が非常に難しい場合,患者さんの脳はさまざまな要素の関係を適確に構築することができません．もう少し正確に言うと,その動作を構築しているプロセスをどうやって解体するかがわからないのです．先ほども少し述べましたが,私たちは,無意識にではありますが,生涯を通じて学んできたさまざまな動きを解体して理解することができます．これらのプロセスの中で共通する積み木の一つをみていきたいと思います．

　図4-1をご覧ください．認知運動療法を試したことがある方なら,この治療器具のことはよくご存知のことと思います．これは,パネルに浮き彫りにした文字を患者さんに指でなぞってもらい,それを認識してもらう治療です．次に,図4-1と図4-2を比較してください．図4-2では,認識してもらう文字の形は同じですが,パネルの傾斜角度が異なります．図4-2のほうが傾きが大きくなっています．これらは,私たちが失行症の患者さんに対して行った研究から生まれた治療方法の一つなのですが,リハビリテーションが新しい「知」の形をつくりあげられるというよい例ではないかと思います．

　ポイズナー（H. Poizner）という有名な運動学者がいます．彼は以下のような実験を行いました．それは失行症の患者さんに,目の前に置かれたステーキをナイフで切るという動作を想像して動作を行ってもらう,車の窓を下げる動作を想像してその動作を行ってもらうというものでした．彼は,最新の機器を使ってこのような課題を行う場合の運動を測定しました．その結果,ステーキを切るという動作において,運動が決して同じ面で繰り返されないことを見出しました．また,車の窓を下げる動作の場合,これは想像上のハンドルを回す動作をしてもらったのですが,腕で円を描くような運動において,腕の位置がどんどん動いてしまいました．このような観察結果から,彼は,失行症の患者さんは運動面

第2部　講演「認知運動療法と神経現象学」

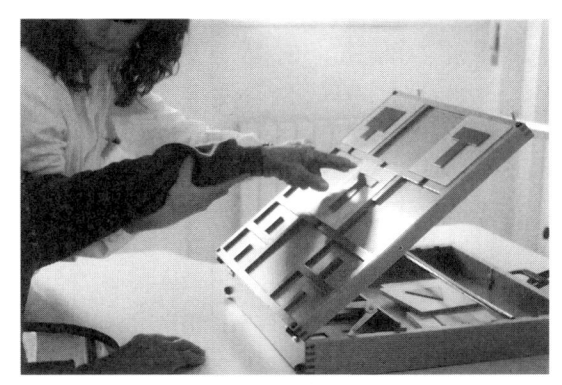

図 4-1

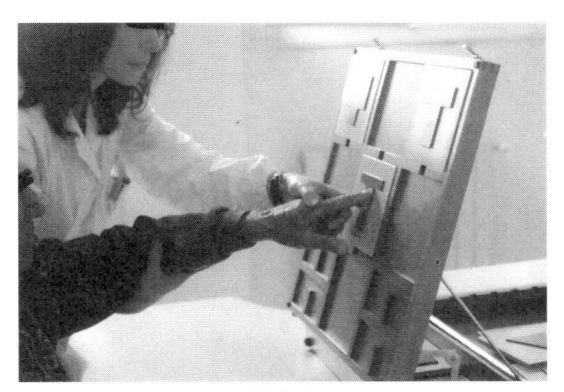

図 4-2

を知覚的に維持するために必要な関係をうまく認識できないと結論づけました[1]．

　ここから私たちが着目しなければならないのは，一つの面で正しく運動ができない患者さんにある運動を教えるためには，まず問題を解体し

1) Poizner H, et al: Three-dimensional computergraphic analysis of apraxia; Neural representations of learned movement. Brain 113: 85-101, 1990

第2部　講演「認知運動療法と神経現象学」

て教えなければならないという点です．実際にこの問題を解体してみましょう．その構成要素（component）と考えられるものは，まずこのような患者さんが，運動が遂行されている面を知覚できるかどうかということです．このような考え方が正しいかどうかを調べるため，私たちは，失行症の患者さんに対し一つの実験を行ってみました．まず，患者さんに閉眼してもらい，ある平面上である一つの文字または図形を知覚してもらいます．次に，パネルの位置を変えることで運動を行う面を変更して知覚させ，両者が同じものかどうかを識別させるというものです（図4-1，図4-2）．また，より簡単な方法として，患者さんにパネル上の形を知覚探索してもらい，今度はパネルの傾斜角度を変えたところでもう一度同じものを探索してもらったのち，「さっきと今の動きは，同じ面の上でなされたものかどうか」と問うものでもかまいません．ここで重要なことは，患者さんがそれに対して正しく答えられたかどうかということではありません．そうではなく，患者さんがどのようしてその答えを出したのかいうことに注意しなければなりません．

　もう一度図4-1と図4-2をよく見比べてください．特に，Tの文字の横棒の部分に注目してください．この横棒に関してはパネルの傾斜角度が変わっても，その縁をなぞるときの運動は変化しません．よって，パネルの傾き具合を認識するためには，この文字の輪郭全体についての情報を認識する必要があります．これを実際に複数の失行症の患者さんに対して行ったのですが，患者さんの中には文字の輪郭を全部なぞる前に正しく答えられた人たちがいました．正しい答えを得るためにはさまざまな情報を統合することが必要なのに，そのうちの一部の情報を得ただけで正確に答えられるというのはいったいどういうことなのでしょうか．もちろん，患者さんは皆，目を閉じていました．そこで，私たちは，「Tの横棒を指でなぞるとき，パネルの傾斜が小さいとその横棒の部分と患者さんとの距離が短く，逆に傾斜が大きくなると横棒と患者さんとの距離は大きくなる．それによって患者さんはパネルの傾きの大きさを推定し

第 2 部　講演「認知運動療法と神経現象学」

ていたのではないか」と考えました．これは，課題として適切と言えるでしょうか．

　このとき，患者さんは，「自分の腕の曲がり具合がパネルの傾きに関係している．それが伸びればパネルの傾きは小さくなる」という"思考"を行っていたはずです．しかし，それは，私たちがこの課題で望んでいた思考ではありません．私たちが想定していた仮説を検証するためには，この課題は不適切だったのです．そこで，私たちは，パネルの傾きだけでなく，身体からの距離を変えて行ってみました．つまり，患者さんの手が自分の近くにあれば傾きが少なく，遠くにあれば傾きが大きいという思考だけでは解決できない課題に変更したのです．そうすることで，患者さんは問題を解決するために別の思考を探る必要に迫られます．先の課題では，患者さんは手が自分の遠くにあるから傾きが少ないと判断できましたが，今度は文字の他の部分，横棒だけでなく他の部分も触って，横棒より縦棒のほうが自分に近いと感じることで傾斜を判断しなければなりません．つまり，患者さんは自分の思考形態を変えるわけです．しかし，このとき，セラピストは「こういうふうに考え方を変えなさい」と口頭で教示することはありません．そうではなく，課題を変更することによって患者さんが別の思考をするように誘導しているのです．こういった経験を積むことで，私たちは，課題を通して患者さんがどのような思考をしているのかを知ることが非常に重要であることに気がつきました．

　そして，それを理解するためには二つの道があることに気づきました．まず，患者さんの思考を理解する第一の道は，先の失行症に対する課題の例で示したように，患者さんが示した反応の意味をセラピストが充分に考えることです．次に，第二の道は，患者さんの話を聞くという手段です．たとえば，私たちは，パネルの傾きが小さいときと大きいときとで，それぞれどう感じているかを患者さんに質問することができます．そうするうち，私たちは患者さんが自分の体験を語るということが非常

に重要だということに気がついてきました．そこで，さまざまな学問分野から，経験の記述という面で何かヒントになるものがないかあたってみました．皆さんの中にも，最近，癌で亡くなったフランシスコ・ヴァレラ（Francisco Varela）[2] という有名な科学者のことを知っていらっしゃる方がいると思います．もちろん，彼の他にも記述の分析についてはさまざまな研究者がいろいろな発言をしていますが，私たちのリハビリテーション作業における問題の本質を検討するにあたっては，ヴァレラの研究が非常に貴重なものとなりました．

■三人称の思考と一人称の意識経験

先ほどから，課題において患者さんがどのような思考をしているか，どのような思考をたどって結論に至ったかを理解することは非常に大切だと繰り返してきました．この"思考"は，患者さんの経験を構成する二つの重要な要素のうちの一つです（もう一つの要素については後述し

---

[2] チリ出身の生物学者（1946-2001）．1970年代から，師であるマトゥラーナ（H. Maturana）とともに「オートポイエーシス（autopoiesis）」の概念を提出して新しいシステム理論を構築した．オートポイエーシスとは，システムが作動することによって生命体の構成要素が産出され，次に産出された構成要素間の関係によってシステムが再産出されるという考え方である（H.マトゥラーナ，F.ヴァレラ（河本英夫・訳）：オートポイエーシス；生命システムとはなにか．国文社，2001）．この"循環"によって，生物は常に自分自身を更新し続けることができるという点で，認知運動療法の基本概念の形成に大きな影響を与えた．ヴァレラは，その後，マトゥラーナと袂（たもと）を分かち，パリに亡命したのち，80年代の脳神経科学を基盤にした精力的な知覚研究を経て，90年代には意識研究の領域において，「神経現象学（neurophenomenology）」という立場から，客観主義的アプローチと主観主義的アプローチの統合を試みた（F.ヴァレラ（田中靖夫・訳）：身体化された心；仏教思想からのエナクティブ・アプローチ，工作舎，2001）．本講演の中核をなす，人間の思考・意識経験・記述に関わるイタリアの新しい治療プロジェクト「認知を生きる（Vivere La Conoscenza）」は，この考え方を臨床展開し医学的に検証しようとするものである．

ます).また,患者さんの思考を理解するためには二つの方法があると話しました.まず,第三者である観察者が患者さんの行動を観察・分析することで彼らがどのような思考を行っているかということを理解することが可能です.そして,もう一つは患者さん自身に自分の思考を記述[3]してもらうというものです.よって,患者さんの言語を介して彼らの思考を理解することが唯一の方法というわけではありません.ヴァレラも,人間の行動を分析するにあたって二つの観点をあげています.その一つは,彼が「三人称の視点」と呼ぶものです.これは,私たちが自分以外の何か,もしくは誰かについて話すということです.この「三人称の視点」での記述は,西欧世界でずっと行われてきた伝統的な科学的手法です.この視点では,観察する,たとえば研究者と,観察される対象との分離があります.よって,「三人称の視点」での記述は,その経験を実際に行っている者だけしかアクセスできないという性格のものではありません.

　たとえば,私が誰かの歩き方について記述するとします.「Aさんの歩き方は速い／遅い」とか,あるいは「今,Aさんはこんなふうに考えているのではないか」というのが「三人称の視点」からの記述です.また,今,そのことについて,この私も三人称を使って話しています.これは西欧の科学に特徴的な見方で,私の外の世界の状況を,そこにいる私とは別の私が三人称的な観点から語るための伝統的な手法なのです.ヴァレラは,どうすれば人間経験へのアクセスができるかということを研究し続けてきた学者ですが,初期の段階においては,この「三人称の

---

3) 本書に出てくる「記述」は,イタリア語の"descrizione"の訳である.この単語には,厳密に言えば,書かれた言葉としての「記述」と,話された言葉としての「叙述」の意味がある.本書では,患者が自分の身体や運動をどう感じ・捉えているかを言葉で話して描写するという,後者の意味で用いられていることがほとんどであるが,訳語の使いやすさから,すべて「記述」に統一した.

第2部 講演「認知運動療法と神経現象学」

視点」と「一人称の視点」とを分けて考えていました．
　このことを，もう少し噛み砕いた形で説明したいと思います．まず，一人称における記述とは，ある個人が自分の生きた体験について語る場合の，その個人のみがアクセス可能な記述であるということを理解していただきたいと思います．このことを理解するために，ちょっとしたゲームをしてみましょう．二人一組になり，一人が両手を図5のように組み合わせてください．次に，もう一人が，その動作をしている人の指を適当に触ってください．触られた人は，触られた指を動かしてください．次に，今度は指に触らないで指さすだけにしてください．これだと，指さされた指を動かすのが大変難しくなります．手を組んでいる人は，ある指を動かすよう指示され，それを実行しようとしているときに，頭の中に何を感じているかよく記憶してください．そのうえで，もう一人が，「そのときの感じを記述してみてください」と質問します．すると，質問された方は，「指された指を目でじっと見て，"ここが動け"と思うのですが，ちっとも動かないので，どうしたら動くのかなと探るような感じです」と述べたとします．そこで，さらに「どうしたら動くのかなと探る中でどんな感じをもちましたか」と聞いてみてください．すると，当人は，「突っ張ってしまうというか，力を入れたまま他のところを動かしたらたまたま合って，それで動いたというか…」などと答えるで

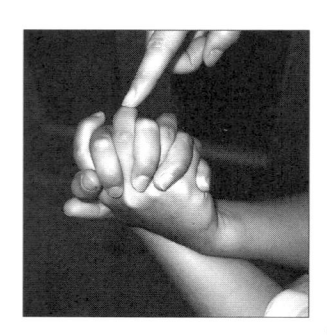

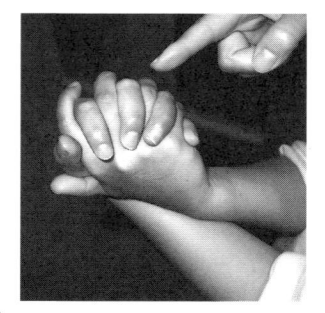

図5

第2部　講演「認知運動療法と神経現象学」

しょう．

　自分について感じたことを記述した内容を一人称と三人称とに分けることは非常に難しい作業です．Aさんが誰かについて語る／Aさんが自分自身について語る，というのがもっとも初歩的な分類です．しかし，ここで注意していただきたいのは，三人称の記述が必ずしも外部からの観察によって述べられたものだけではないということです．先のゲームにおいて例示した記述の中には，二つの異なるタイプの記述が混じっています．最初の質問で，指を動かそうとした当人は「指さされた指をじっと見て動かそうとした．それでもなかなか動かなかった」というように話しました．これは一見すると一人称記述なのですが，ヴァレラの言う一人称記述ではないのです．当人は，「私は…を見た」ということで「私」を主語に話しているのですが，当人は，実際に自分で問題を解決するために使おうとしている知覚プロセスについて語っているのです．

　少しわかりにくいかもしれませんが，非常に重要なことですので注意してください．「最初は動かそうと思って目でじっと見ました」．これは文法的にみれば一人称的な表現です．先ほどのパネルの傾きの話を思い出してください．あのとき，私は，患者さんの手と自分の身体との距離についての思考を，患者さんの記述によらずに課題中の外部観察によって理解しようとしました．先の「最初は動かそうと思って目でじっと見た」という記述についても，もし有能なセラピストであれば，彼の視覚を遮断して指を動かせるかどうか確認してみるでしょう．つまり，対象者がそのことを記述しなくても，「この人は視覚を使って問題を解決しようとしたんだ」ということに気づくことができることです．このように，知覚，注意，記憶などの認知プロセスをどのように使うかについては，表現上，文法的に一人称で記述されても，その内容は一人称ではないのです．

　一人称記述と三人称記述というのは文法上の違いによるものではありません．先の記述例で言えば，本来の意味での一人称の記述は，「突っ

張ってしまう」という部分です．この記述は非常に短いものですが，これは指を動かそうとした本人だけが感じることのできる，本人だけが所有する感じの記述なのです．普通，「突っ張る」という表現は，たとえばこの布地は突っ張っているとか，そういったことに使いますね．それを比喩的に使って自分の身体感覚を記述しているのです．ヴァレラが一人称による記述と言ったのは，その経験をしている本人にしか感じることのできないものを意味しています．ただ，ここでよく陥りやすい間違いがあります．この一人称による経験というのは確かに個人的（individual）なものではありますが，けっしてプライベート（private）なものではないということです．もしそれが完全にプライベートなものであったら，それを科学的な見地から研究することは不可能になってしまいます．ヴァレラは，このような記述を集めて複数の人間間でそのことの妥当性を導き出すことができると考えていました．彼の研究が，彼の死によってその途中で終わってしまったことは非常に残念ですが，もし研究が続けられていたら，彼は，方法論的に非常に鍛練された厳密なやり方で一人称によって語られる経験を集め，それを私たちに示してくれたはずです．

■記述の意味と重要性

たとえば，非常に多くの片麻痺の患者さんが，回復のさまざまな段階で運動しようと試みる際，「重い（pesante）」という言葉をよく使います．実は，この「重い」という言葉は，片麻痺の患者さんが自分たちの運動機能障害に関わるある具体的な一例を表現するときによく使う言葉です．これは，片麻痺にかぎらず，いろいろな疾患の患者さんが繰り返し使う共通した形容詞です．患者さんが「重い」と言った場合，「もう少しその感じを説明してくれますか」とか，「それはどういうことですか」などと説明を求めますと，患者さんはその「重い」という言葉を別の表現に言い換えますが，そこで言い換えた表現は，彼らの運動障害の

第 2 部　講演「認知運動療法と神経現象学」

回復レベルがどのような状態にあるかによって変わってきます．現在，イタリアはサントルソ（Santorso）の認知神経リハビリテーションセンター（centro di neuroriabilitazione）[4]でカルロ・ペルフェッティ（Carlo Perfetti）教授たちが行っている研究が，まさにこの「重い」という記述のもつさまざまな意味についてのものです．

　現在，それに関していくつかの推論がされているのですが，ペルフェッティ教授たちのグループが注目しているのは，この「重い」という言葉が，単一の状況にではなく複数の状況に対応しているという事実です．実際，「重い」という言葉の使い方にはいくつかの用例があります．たとえば，筋の収縮をまったく起こせない場合に「重い」という表現を用いる患者さん，移動しようとするときにのみ「重い」と表現する患者さん，あるいは自分の意思と実際の運動が対応しないときに「重い」と表現する患者さん，運動の結果についてそれを予測する機構をもてないときに「重い」と表現する患者さんなどです．「重い」とか「突っ張っている」という形容詞は，文法的には一つの小さな単語にすぎませんが，それを詳細に検討していくと患者さんの状態に関するさまざまなことが

---

4) 認知運動療法の本格的な研究および臨床実践は，1970 年代にピサ（Pissa）のカランブローネ（Calambrone）病院とリハビリテーション・セラピスト養成校で始まったが，さまざまな事情から 1986 年からは北部ヴェネト州のスキオ（Schio）病院において展開された（本書第 4 部のインタビューを参照）．そこでの実績は高く評価され，2001 年からは，地方保健機構（unita sanitaria locale：ULS）の運営委員会の決定に基づき，スキオに隣接したサントルソの ULS 施設 Villa Miari 内に設立された「認知神経リハビリテーションセンター」に場所を移して展開されている（写真）．センターでは，イタリアはもとより，スペイン，スイス，オーストリア，日本などから研修生を受け入れており，認知運動療法の発展と普及の拠点となっている．

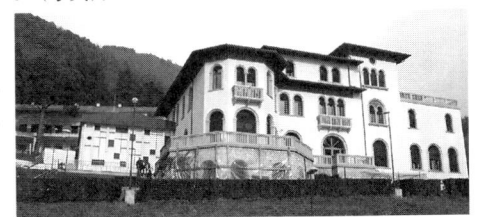

第2部　講演「認知運動療法と神経現象学」

わかってきます.

　ヴァレラは，西欧の哲学の中で長らく問題にされてきたものに対し，その解決の糸口を探そうと研究を続けてきました．つまり，私たちの心—ここではそれを認知プロセスとしていますが—と意識体験，この二つにどのような関係があるのかという問題に対して問いを発し続けてきたのです．先ほどの組んだ指を動かすゲームで，指を動かそうとしたあなたの脳はあなた自身の脳です．あなたの脳は，最初の段階では，「私は運動覚だけでは課題が遂行できないので視覚を使おう」と思考し，その次に「突っ張った」という感覚をもったのです．これは同じあなたの脳の中で起こったことです．ヴァレラが追究していた"心と意識経験の相関関係"をこの例に重ね合わせて考えると，あなたが認知プロセスを使いながら三人称的に行った心と，実際に感じた意識的経験との間にどのような関係があるのか，そこを突き詰めたいというのがヴァレラの目的だったのです．

　ヴァレラは「神経現象学（neurophenomenology）」という新しい言葉をつくりました．この合成語の最初の部分である"neuro"とは，「心」とか「認知プロセス」，つまり三人称によって探索される世界です．そして，次の"phenomenology"とは，一人称で生きる経験を探る研究をさします．この言葉を通じて彼が提案しているのは，心と身体，言い換えれば認知プロセスと意識もしくは意識経験という二元論を克服するための試みです．つまり両方のアプローチとそのプロセスを認めようというのです．どちらかだけに頼るのではなく，どちらも科学的研究としての重み・価値があることを，この言葉を通じて提案しているのです．ただ，ここで考慮しなければならないのは，「神経現象学」の後ろの言葉である「現象学」の研究には方法論的に非常に難しいものがあり，これを正しく行うためには，多くの人の協力が必要になるということです．

　それでは，講義をあまり抽象的な話ばかりにしたくないので，私の話

第2部　講演「認知運動療法と神経現象学」

をそろそろ終え，次にフォルナーリから具体的な患者さんの経験記述について話してもらいます．

第3部
講演「学習者としての患者の記述」

　ソニア・フォルナーリ　このたびは日本にご招待いただきありがとうございました．現在イタリアでは，ペルフェッティ教授を中心とした新しいプロジェクト「認知を生きる（Vivere La Conoscenza）」が進められていますが，それにあたって，私たちは，患者さんが述べた言葉，すなわち記述を非常に重要視しています．患者さんの記述には，先ほどのピエローニの講演でも出てきました，三人称での思考と一人称での意識経験とに関するデータが含まれます．ここでは，特に後者について，私たちが臨床で患者さんの意識経験をどのように記述しているかという点を，できる限り具体的にお話ししたいと思います．

■患者の記述をどう記録するか
　まず，記録用紙の説明をします．最初に「シートA」（図6）ですが，これは白紙の用紙です．このシートには，患者さんが記述したことをただそのまま書いていきます．記述には，患者さんが自発的に話すものもありますし，セラピストの質問を受けて語るものもあります．
　次の「シートB」は，患者さんの記述を分析していくためのものです．一枚目（図7-1）を見てください．ここには，患者さんの一般的なデータの他に，その患者さんの記述の重要な点を書いていくためのスペースが大きくとってあります．実は，このページは患者さんの記述をセラピストが解釈したうえで書く"結論"にあたるもので，書き込む作業とし

第 3 部　講演「学習者としての患者の記述」

リハビリテーションの記録

図 6　シート A

第3部　講演「学習者としての患者の記述」

B．患者の記述分析シート

患者名＿＿＿＿＿＿　診断＿＿＿＿＿＿＿＿＿＿＿　セラピスト＿＿＿＿＿

観察日＿＿＿＿＿＿＿＿　リハビリテーションカルテ番号＿＿＿＿＿＿＿

記述の重要点
（ありきたりの記述などない）

図 7-1　シート B（一枚目）

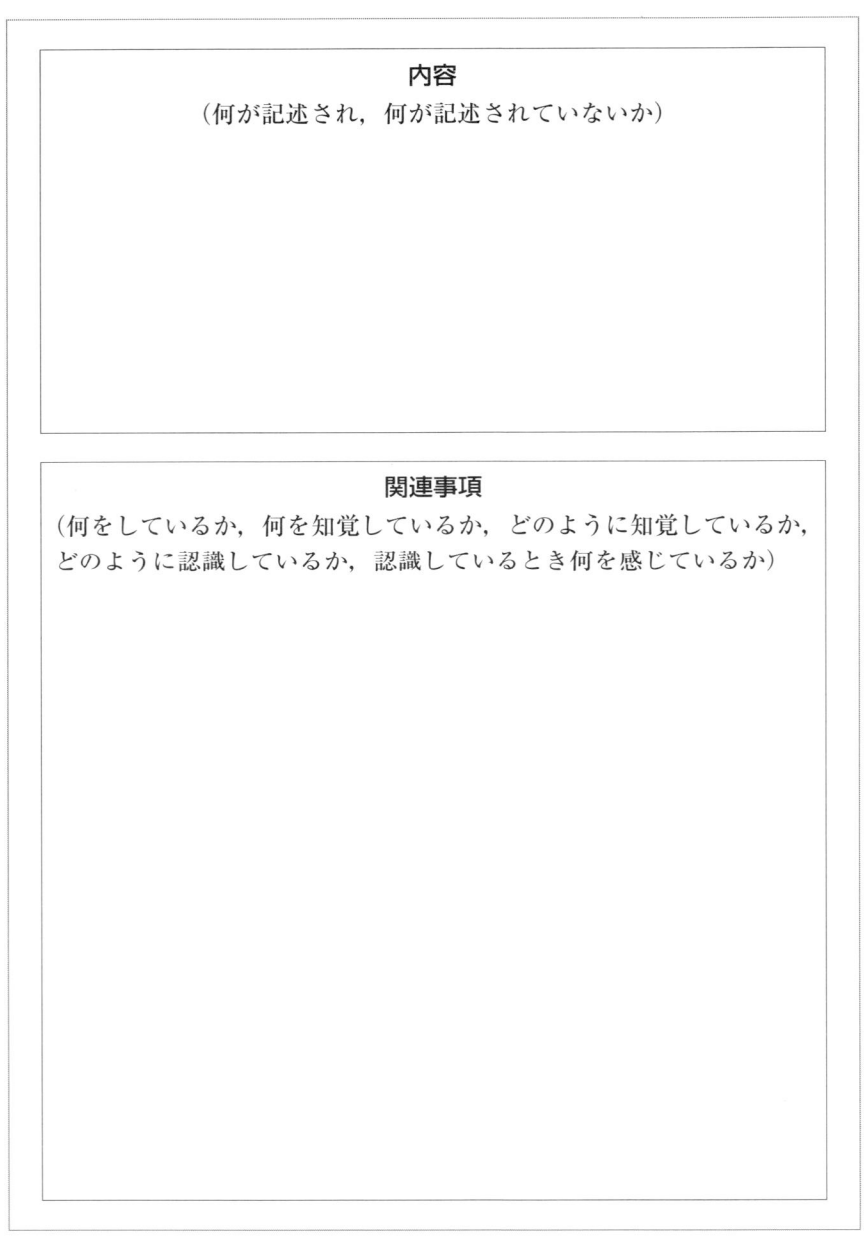

第3部　講演「学習者としての患者の記述」

内容
（何が記述され，何が記述されていないか）

関連事項
（何をしているか，何を知覚しているか，どのように知覚しているか，どのように認識しているか，認識しているとき何を感じているか）

図7-2　シートB（二枚目）

第3部　講演「学習者としての患者の記述」

異なる「状況」や「文脈」でどう変化するか
（訓練の前後，機能改善の前後，健側と患側）

記述と観察の差異
（一人称／三人称）

本人の記述と他人の記述
（健常者，他の患者）

図7-3　シートB（三枚目）

第3部 講演「学習者としての患者の記述」

多くの質問が必要か？
（記述をする難易度）

質問にどう答えるか
（質問をしすぎるな，あまり精密な質問をするな）

記述の方式
（内容や関連事項は入るが必ずしも秩序だって表現されない）

あなたの心についての患者の理論
（あなたの欲することを患者がどうとらえているか）

図7-4　シートB（四枚目）

第3部　講演「学習者としての患者の記述」

ては最後になるものです．この最終的な段階で，セラピストは，患者さんによる記述と，病理の解釈，回復の解釈，あるいは中枢神経システムに対する仮説とを関連づけながら記述していくのです．つまり，このシートは，患者さんが行った記述がどういう意味で治療にとって重要か，この記述によって自分が実施した治療が有効であったかどうかがわかるか，患者さんの病理，回復の程度，中枢神経システムの機能を理解するために有効かどうかについて，セラピストが自問するためのページなのです．

　次に「シートB」の二枚目（図7-2）には「内容」と書いてあります．先ほど述べましたように，患者さんが記述したことのほとんどは「シートA」に記載します．患者さんの記述には，運動に関するもの，治療課題に関するもの，あるいは自分の身体に関するものなど，さまざまな内容があります．ここには，その中でも重要と思われる言葉，あるいはセンテンスを抽出して書き写します．ここで注意していただきたいのは，シートにも書いてありますが，「何が記述され，何が記述されていないか」という点です．たとえば，患者さんの記述を注意深く分析すると，私たちの知識，期待，あるいは予想からすれば，患者さんが「言うはず」のことを言わない場合があります．ここには，この「何が言われなかったのか」ということも含めて記入していきます．

　次の「関連事項」は，このシートで一番重要なところです．ここには，患者さんは何をしているか，何を知覚しているか，どのように知覚しているか，知覚するために何をしているか，あるいは認知課題を遂行している時，何をどのように感じているかなどについて，それを理解するために必要なことを患者さんの記述の中から見つけて書きます．たとえば，「何をしているか」については，患者さんが運動時に注意を使っているか，筋緊張を調整しているか，あるいは運動イメージを作成しようとしているかなどを，患者さんの記述から読み取っていきます．

　また「何を知覚しているか」については，患者さんの記述の中には視

覚による記述もあれば運動覚による記述もありますから，それらによって患者さんが運動をどのように感じているかを理解します．また，「どのように知覚しているか」とは，先ほどピエローニが強調した「患者さんの思考形態をどのように理解するか」ということにほかなりません．記述の中から，患者さんがどのように思考しているか，セラピストが提案した認知課題を理解できているかなどを読み取れるかどうか，ここで考えるのです．また，最後には，「どのように感じているか」ということに関する意識経験についての記述を抽出します．

　三枚目（図7-3）の最初には，「異なる状況や文脈で患者の記述がどのように変化するか」という項目があります．これは，治療セッションの前後，あるいは機能改善のみられた前後において，意識経験に関する患者さんの記述がどのように変化したかを書くところです．次の「記述と観察の差異」とは，患者さんが一人称で記述したことと，観察者が三人称で記述したことと，どこにどのような差異があるかを記載していくところです．最後の「本人の記述と他人の記述」とは，その患者さん本人の記述とその人と同じ病理をもつ他の患者さんの記述との比較ということです．たとえば，ピエローニの話の中にも出ましたが，「重い」という共通した表現をする片麻痺患者さんたちをここで比較します．また，同じ病理をもった患者さんだけではなく，たとえば，「重い」という言葉を，運動器疾患の患者さんも使うのか，末梢神経疾患の患者さんも使うのか，あるいは健常者も自分の運動を表現するためにそのような言葉を使うことがあるのか，などについてもここに書いておきます．

　四枚目の（図7-4）一番上には，記述をする難易度，すなわち，患者さんが自分の思考や意識経験を簡単に記述できるのかどうかという問題について書きます．「多くの質問が必要か？」とありますが，多くの場合，その答えは「ノー」です．短い簡単な質問でも必要な情報を得ることはできますし，患者さんが自発的に話してくれることも少なくありません．質問に対する答えは，「質問にどう答えるか」というところに記

載しておきます．次の「記述の方式」は，患者さんがどういう形式で質問に答えてくれるかということです．たとえば，非常に秩序だてて答えていくのか，それとも混乱しているのかなどについて書きます．

最後の「あなたの心についての患者の理論」というところですが，患者さんは，「質問しているセラピストがこのような答えを期待しているのではないか」と考え，私たちを満足させるための答えを言うことがあります．それに気づいた時には，そのことを記載しておきます．そのようなバイアス（bias）を避けるためにも，セラピストが質問しすぎることは好ましくありません．あまりに細かい質問は，患者さんの記述を左右することになってしまいます．質問は，簡単で短いものでいいのです．

■記述された内容をどう分析するか

これまで説明した記録用紙は，患者さんを観察し，経験記述を分析するための手段として私たちが今使っているものです．次に，具体例をあげながら説明を続けます．以下は「シートA」に記載した内容です．症例は62歳の女性で，右大脳半球の腫瘍（星状細胞腫）の摘出術後に左不全片麻痺が出現したケースです．会話中の"T"は「セラピスト」，すなわち私です．また，患者さんは"P"で表示しています．聞き取りは，以下の三段階で行われました．

1. 運動についての自発的な記述．
2. 課題遂行中の質問に対する答えの記述．
3. ある運動の改善がみられた後，意識経験について向けられた質問に対する答えの記述．

シートA-1．運動についての自発的な記述

P：脚を上げようとすると勝手に動くんです…．膝から下が包帯で巻かれているような感じです．包帯で巻かれたようなというか，麻

酔がかかったようなというか…．重いんですよ．腕は動かせますが，私の身体の一部ではありません．これが私の身体にくっついていることにびっくりしてしまいます…．腕は何か紙に包まれているような，紙に挟まれているような，そうですね，ダンボール箱の中に入れられているような感じです…．繭（まゆ）の中に閉じ込められた蝶のような気がします．

T：繭というのはどういうことですか？
P：繭…．壊せるからです…．

シートA-2．課題遂行中の質問に対する答えの記述

課題は立位で，患者さんの左下肢の前に矢状方向に傾斜するボードを置いて行いました．セラピストは，患者さんの左踵部をボード上の桝目の番号に沿って動かし，その位置を認識させました．患者さんは解答を間違えることが多かったので，以下のような質問をしてみました．

T：この治療をどう思いますか？
P：歩くのに役に立つのでしょうが，それに私が答えてどうなるものでも…．
T：この課題はそんなに難しいですか？
P：ええ，決めておいた位置と自分が感じるものがうまく結び付けられないんです…．位置に関連づけることができません…．
T：何を感じますか？
P：足が前に行ったり後ろに行ったりするのを感じます．膝が曲がっているか伸びているのかも感じます．股の関節が伸びたり曲がったりするのも感じます．

シートA-3．ある運動の改善がみられた後，意識経験について向けられた質問に対する答えの記述

T：脚はどんな具合ですか？

P：脚はしっかりしてきました．前は脚を持ち上げると全体が揺れていたのですが，今はだいぶよくなりました．でも足は揺れます．そうですね，操り人形みたいに操作されているようです（操り人形の糸を操る真似をする）．

次に「シートB」への書き込みについて，書き込んでいった順番に沿って説明します．

シートB-1．内容
1) 上肢について使われている記述：紙に包まれた，紙に挟まれた．自発的に「ダンボール箱の中に入れられているよう」と説明しようとしている（一人称での記述）．
2) 下肢についての記述：包帯されたような，麻酔がかかったような，重い．
3) さらに，事態が変化する可能性も記述：繭…．壊れる．
4) 課題遂行中にどこが難しいかを記述：決めておいた位置と自分の感じるものがうまく結び付けられない（三人称の記述）．
   患者は，健側下肢で行った位置の認識課題で間違った解答をしても驚いたようにはみえない．

シートB-2．関連事項
1) 何をしているか：患者は，治療中，問題の解答に有効と考えられる要素のいくつかを繰り返し声に出している．
   仮説：患者は体性感覚によるイメージの構築ができないだけでなく，視覚イメージの表象も難しいのではないか（したがって，言語を外在化—外言語化—することで問題解決を試みている）．

続いて，患者さんに健側および患側の視覚情報に基づいたイメージの

第3部 講演「学習者としての患者の記述」

記述をしてもらったところ（自分の足を見ているようにイメージし記述してもらう），このイメージが変質していることがわかりました．これにより上記の仮説の一部が検証されたことになります．

2) 何を知覚しているか：課題遂行中に，自分の意識経験に関すると思われる要素に言及する．たとえば「足が前に行ったり後ろに行ったりするのを感じます」，「膝が曲がっているか伸びているかを感じます」，「股の関節が伸びたり曲がったりするのを感じます」など．
仮説：身体部位について個別に話す．「足が前に出ると，膝が曲がる」といったように，個々の要素の記述内容が明らかに矛盾している場合もある（全体像をつくりだすイメージの欠如）．

3) どのように知覚しているか：「決めておいた位置と自分が感じるものがうまく結び付けられないんです…．位置に関連づけることができません…」
仮説：下肢と外部環境との関係をうまくつくりあげることができないと考えられる．

4) 課題遂行中に何を感じているか：一人称による記述は運動に関わるものであり，課題遂行についての一人称記述はない．

シートB-3．本人の記述と他人の記述
右大脳半球に損傷を負ったもう一人の患者も，上肢について「紙に包まれた」という表現を，下肢について「重い」という表現を使用した．

シートB-4．多くの質問が必要か
自発的に一人称での記述をする．比喩表現も豊富だが，思考については聞かれないと記述しない．一人称における最初の記述は自発的なもの

であり，二番目の記述は短い質問に答えてのものである．

シートB-5．記述の方式

訓練中にどのような思考をしたかについての記述は，秩序立てて述べられており，わかりやすい．これに対し，一人称での記述は充分明確であるようにみえるが，解釈にかなりの労力が必要と思われる．

シートB-6．患者の"心の理論"

患者はセラピストの心について推察しようとしており，それが難しいことも意識している．

シートB-7．記述と観察の差異

上肢についての困難を「紙に包まれた」，「紙に挟まれた」と記述しているが，患者は上肢ではある程度複雑な運動を遂行することができる．この二つの言葉は同じ意味なのか？ もし意味が異なるなら，どうして一つの記述の中でこの二つの言葉を使ったのか？

下肢に対して使っている「麻酔がかかったような」という言葉をみると，触覚・運動覚にかなりの問題があるように思われるが，定型的な感覚検査では異常所見がみられない．神経学的な感覚検査の結果は，患者の記述と一致しないことが多い．これは，これらの検査が身体部位を限定した感覚を検査対象にしていることと，他動的に（筋収縮を行わずに）検査できるものしか扱っていないからである．よって，神経学的にみて感覚が正常であるにもかかわらず，患者は身体と外部環境との空間関係をうまく理解することができない．

また遊脚期において，患者は下肢全体を「投げ出す」ようにして歩く．踵離床直後に，股関節を支点としてある方向を狙うことなく適当に下肢全体を投げ出すようにする．

仮説：患者はグローバルなイメージを構築することができない．これ

は，複数の情報を統合することができず，そのことが思考と意識経験の"循環"の中で現れているということなのかもしれない．この背景には，長期記憶から取り出され，加工され，ワーキングメモリのレベルに引き出されるイメージの生成がうまくできないということがあるのではないか（Farah, 1984：左半球後部の損傷でイメージの作成が十分にできない[1]．Sirigù, 1996：右頭頂葉に損傷がある患者では，上肢の遠位部の運動イメージを選択的に構築できない[2]）．

シートB-8．状況や文脈の変化による差異

第三回目の聞き取りは，治療を通してある一定の改善がもたらされた後に行われたもので，思考および意識経験の両方についての記述です．

T：脚はどんな具合ですか？
P：脚はしっかりしてきました．前は脚を持ち上げると全体が揺れていたのですが．今はだいぶんよくなりました．でも足は揺れます．そうですね，操り人形みたいに操作されているようです（操り人形の糸を操る真似をする）．

この時点で，遊脚期において下肢の細分化が向上していることが観察された．運動連鎖を構成する複数の身体部位が，床面への接触ポイントまでうまく反転しながら組織化されている．しかし，遊脚期の空間における方向性という点においてはまだ可変性（variability）が欠如しており，踵が床面へいつも同じ方向，すなわち側面から接近していく傾向が

---

[1] Farah MJ：The neurological basis of mental imagery；A componential analysis. Cognition 18：245-272, 1984.
[2] Sirigu A et al：The mental representation of hand movements after parietal cortex damage. Science 273(5281)：1564-1568, 1996.

ある．

　足についての「揺れる」という動詞は，以前の経験（「脚を上げると，勝手に動くのですよ」という表現）と今の経験を比べて使っていると思われる．記述された経験と上に記した患者さんの行動とを結び付けて考えることができる．つまり，患者の使う「揺れる」，「操り人形」，「糸」といった表現は，下肢において身体細分化や運動方向についての困難に言及していると推測することができる．

シートB-9．記述の重要点

　ここは，最初に述べたように，セラピストが最後に「結論」として記載する重要な項目です．よって，記載内容そのものというよりも，記載に至る解釈について少し詳しく説明してみたいと思います．

　「揺れる」という言葉から思い浮かぶのは，固定された一点を中心として振り子のように揺れる運動をする物体です．下肢の遠位部は，この固定点に対して自由に揺れることのできる部位ですが，ここでは自律的な細分化機能をもたないものとして体験されています．また，足の運動の方向性は，下肢近位部の運動の結果として与えられるものに過ぎない状態と言えます．「操り人形」とか「糸」といった表現は，この考え方の裏づけとなります．

　次に，時間を経て行われた二つの記述を比べてみると，患者さんは類似した二つの経験を同じ用語で表現していることがわかります．両者は類似した経験ではありますが，同じ運動連鎖の中で二つの異なる部位に言及したものです（一回目は脚全体，次は足）．このことから，意識経験の中に変化があったことが推察されます．このような変化は，患者さんによって「脚はしっかりしてきました」というように"改善"として記述されていますが，主観的経験の中では，その改善は足にまで及んではいません．

　ここで考えられる仮説は，患者さんが自分の下肢の先端部分と感じて

いるのは,「操り人形」の支点となる関節に対して,その関節より末梢の部位すべてだということです．最初の段階では,糸は膝の上についており,股関節を支点として下肢全体を動かしています．この場合,膝関節から末梢はすべて下肢の先端部分であり,「包帯を巻かれた」,「重い」ものとして体験されています．しかし,治療を経て経験に変化が起こりました．患者さんは自分の下肢をまだ「操り人形」のように感じてはいますが,今度は「糸」は踵の上についており,操られているのは「脚」ではなく「足」だけです．「脚」は自由になり「しっかり」してきました．運動の支点がより末梢に移動したのではないかと推測されます．この仮説が理にかなったものなら,患者さんは,今後「包帯を巻かれた」あるいは「重い」という表現を足の記述についても使うようになるはずです．

　このような記述を参考にすると,今後は,足の細分化を内容とした治療課題の導入が推奨されます．この考え方は,記述分析とは別の「患者は歩行の離床期,特に中足骨頭を床面に残す局面がうまくできない」という外部観察とも整合性がとれるものです．

　ただ,「前は脚を持ち上げると全体が揺れていたのですが,今はだいぶんよくなりました．でも足は揺れます」という記述に一つの疑問が残ります．すなわち,遊脚期および立脚期における関係構築は別のタイプに属する（前者は主に空間的な関係,後者は主に接触的な関係）ものなのに,歩行に関する意識経験のレベルで使う用語に変化がないのはなぜかということです．普通に考えれば,「揺れる」という言葉は,主に空間的な内容について述べているように思われます．

　しかし,ここで考えられるのは,この患者さんは接触表面としての足の圧覚情報についてもきちんとした意味を与えることができないが,そのネガティブな経験を述べる時にも,それが空間的特性に縛られているのではないかということです．つまり,圧覚の認知異常は,まだ患者さんの記述の中にはそれとして現れず,空間的な特性が表現上の一般特性

第3部 講演「学習者としての患者の記述」

となっているのではないかということです．このような仮説は，足に対する接触課題の実施を通して検証することができるでしょう．それを通して，患者さんが，圧覚に関する用語を用いて表現をうまく"調整"していくことができるかについて，記述の変化を注意して観察・分析していくことが必要となります．

以上のような分析と解釈を通して，ここには以下のような考察を記載しました．

1) 患者は身体の一部だけを知覚し，外部環境と身体内部との関係が構築できていない．
2) 患者は身体のいくつかの部分の関係を構築し始めている．下肢全体に感じていた「操られる」という感覚は減少し，下肢を床面につけると股関節および膝関節レベルでの安定感が得られている．しかし，足はまだ完全には機能していない．
3) 足にだけこのような問題が残るのは，足が下肢の運動連鎖の遠位要素として，外部環境との関係を構築する能力をまだ回復していないからである．この仮説は，頭頂葉損傷患者の上肢に関する同様の問題についての観察とも整合性がある．

そして，最後に「注記」として―これは以上の分析と解釈から浮き彫りにしてきた患者さんの問題についての要約であると同時に，それに対する治療の方向性を示唆するものですが―以下の内容を記載しました．

患者は，右頭頂葉の機能障害が強いと推定される：
―下肢遠位部の障害，特に足
―身体部位の統合障害（患者は個別の身体部位についてしか話さず，それらの関係性に矛盾がみられる）

第3部 講演「学習者としての患者の記述」
―運動イメージの生成障害

　以上がシートの具体的な記載例です．このような患者さんの記述の分析と解釈によって導き出された仮説に対し，具体的な治療を計画していきます．私たちが実際にどのような形で患者さんの体験記述を扱っているかという点について，今回の講義が皆さんの理解の助けになれば嬉しく思います．

第4部
インタビュー「カランブローネから認知運動療法へ」

　　　　　　　　　　あなたは，カルロ・ペルフェッティ教授が校長をされていたピサ（Pissa）のカランブローネ・リハビリテーション・セラピスト養成校[1]を卒業されていますね．この学校についてお聞かせいただくことからこのインタビューを始めたいと思います．

　アルド・ピエローニ　…カランブローネでセラピストの養成を行っていた学校は，養成校としての認可を受けなければならない関係から，表向きは一般の養成校と同じ教科を教えるということになっていました．つまり，解剖学や生理学やバイオメカニクスなど，いわゆるコンベンショナルな科目を標榜していました．しかし，学校には教務委員会があって，これはペルフェッティ教授が指揮をとっていたのですが，一見，

---

1) ごく最近まで，イタリアには，他のヨーロッパ諸国や，アメリカ，日本においてみられる理学療法士，作業療法士，言語療法士のようなリハビリテーション医療の専門職制度は長らく存在せず，リハビリテーション・セラピスト（terapista riabilitativa）と呼ばれる総合職種が専門学校で養成されていた．現実的には，養成校卒業後に仕事内容が分化していたため，2000年頃からは，国際的な趨勢をにらみ，総合大学や医療技術大学校（いずれも3年制）で理学療法士（fisioterapista）や作業療法士（ergoterapista）の名称にてコースを分けた養成が始まっている．

第4部 インタビュー「カランブローネから認知運動療法へ」

他と変わらない科目名が標榜されるなか，その内容については，伝統的な医学教育の中で理論と実践とが乖離していることに対する批判的な立場から，新しいものをつくろうとしていたのです．

　ただ，このように既存の教科名を残してその内容だけを変えるだけでは充分ではないし，それだけでは窮屈だという考えもあって，従来の教授科目にはなかった新しいものも入っていました．たとえば「上位皮質機能」というものがありました．この用語は，ロシアの神経心理学者ルリア（A. R. Luria）が自分の著書の中で使った言葉でもあるのですが，それはペルフェッティ教授と，そして彼の同僚で，ロシアでルリアのことを研究した神経学者の二人が担当していた授業でした．その他に，「言語学」など，当時のセラピストの養成校にはなかった科目もありました．

> 当時のカランブローネでは，他の養成校の中でも非常に特色のある専門教育がされていたということですね．あなたがこの学校に入学されることになった動機や契機についてお聞かせいただけますか．

　…実は，私は最初からセラピストになろうと思っていたわけではなく，カランブローネの養成校に入学する前は大学で哲学を勉強していました．たまたまペルフェッティ教授が校長をされていたカランブローネの養成校で「言語哲学」の専門家を呼んで講義をするというので，それを聴きに行ったのが教授にお会いする初めての機会だったのです．当時も，そして残念ながら今も，セラピストの養成校というのは単なる技術者を養成する所と考えられていました．当時の私の認識もそうでした．ですから，正直なところ，なぜそんな所で人間の精神や行動について勉強しているのだろうか，リハビリテーションでそんなことをする必要があるのだろうかというのが最初の印象でした．

　そこで，次の日にペルフェッティ教授を訪ね，カランブローネでやっ

第4部　インタビュー「カランブローネから認知運動療法へ」

ているいくつかの授業を聴講させてほしいとお願いしたのです．そして，実際に授業を聴いて，私の驚きはさらに増しました．旧ソビエトの文化‐歴史学派[2]に関する授業を聴き，私は，はじめてルリアやヴィゴツキー（L. S. Vygotsky）やアノーキン（P. F. Anochin）の存在を知りました．それは，先ほどお話した神経学の先生による授業でした．それらを聴いているうち，私自身，今まで人文学だと思っていた哲学が，医学とか自然科学といったものと本質的にはそれほど離れたものではないことに気づきました．このようなことがカランブローネの養成校の大きな特徴でした．

　ただし，ここで誤解してほしくないのは，カランブローネでは，そのような人文学的な学問を最優先にしていたわけではないということです．ペルフェッティ教授たちは，解剖学や生理学といった生物医学的な教科教育についても相当に厳しく，たとえ哲学的な科目の試験でよい点数を取ったとしても，医学的な科目の成績が悪ければ容赦なく落とされました．当時の教授のスローガンでよく覚えているのは，「音楽家になりたい者は音楽を完全に理解するだけでなく，その技術をも完全にマスター

---

2) 旧ソビエトの心理学者ヴィゴツキーは，人間の発達を個人が生活する社会文化的な文脈で獲得されるものと捉えた．ここでいう文化とは，歴史‐文化的に組織された「人間‐対象世界」の関係性のことである．子どもの注意，記憶，思考といった精神発達は，最初，大人（初期には主として母親）が媒介しての社会的相互作用によって環境の意味の獲得が行われ，後にそれが内化（内面化）されることで得られる．よって，個体の発達は，先行世代の人間の認識と活動が凝縮されている歴史‐文化的文脈から切り離して考えることはできない．この考え方は，有名な発達の媒介性理論や最近接領域の考え方へと展開されていったが，彼の死後，レオンチェフ（A. N. Leontiev）による活動理論やルリアによる神経心理学など，広い学問領域に受け継がれていった．「文化‐歴史学派」とは，アメリカの認知心理学者で活動理論家のマイケル・コール（Michael Cole）によって付けられた名称で，ヴィゴツキーの思想や理論に基づいて研究を進めている学派をさしている．認知運動療法も，その基本的な枠組みの構築にあたり，ヴィゴツキーやルリアの影響を大きく受けている．

しなければならない．だから，君たちも，これからさまざまな経験を積んでいくなかで，規則を破ることはできるにしても，そのためには完全な知識と技術をもっていなければならない．それができない限り，規則を破ってはならない」と，いつもそうおっしゃっていました．

　この"規則"という言葉の意味ですが，たとえば当時，リハビリテーションのための神経生理学と呼べるような教科書はなく，養成校では医学部で使っているような解剖学や生理学の教科書を使っていました．「そんなものは役に立たない」と批判するのは簡単ですが，批評をするのなら，それらを完全に理解しておかなければならないということです．「科学において，過去のことをわかっていない者は未来に踏み出すことはできない」ということだったのですね．教授の胸の中には，自分たちがこれからやろうとしていることが，過去の科学とそこから続いている従来の医学の"規則"を破ろうとするものだという確信があったことは間違いないと思います．そして彼は，学生にも将来そうするだけの力を養ってほしかったのでしょう．

　　　　　　　　　　　日本に限らず，養成校を卒業したとはいえ，実際の臨床に入ると，それまで知識として学んできたことと，実際に目の前で起こっていることとの間には相当なギャップがあるのではないかと思います．ましてや，カランブローネのように，学生に対して臨床家の質とか役割についての考え方を明確に教育している学校から実際の臨床現場に出るとなると，けっしてすべてが順調に進みはしなかったと想像しますが….

　…教室と臨床とのギャップは，どこでも，いつの時代にも当然あるでしょう．ただ，ペルフェッティ教授の学校では，教室で行う授業に大きな意味が与えられていたうえに，実際の臨床現場での研修が非常に重視されていました．教授自身によるスーパーバイズ，あるいは彼の計画し

たプログラムに沿って，入学一年目から臨床で学習することが義務づけられていました．学生たちには，入学後早期から，教室で学んだことを現場で実際に試みるという機会をたくさん与えられていました．たいへん恵まれた教育環境だったと思います．私は，自分がカランブローネで学ぶことができたことが稀有な特権であったと，今でも感謝しています．

さて，そのような恵まれた環境から離れ，卒業後，私が最初に就職したところは，カランブローネから20 kmほど離れたリボルノ（Rivorno）という町でした．ここでの私の最初の臨床は，かなりドラマティックかつ困難に満ちたものでした．先ほど話しましたように，カランブローネの教育内容は，一見通常のものに見えて，実は伝統的なそれに逆行するものでした．端的に言えば，ペルフェッティ教授たちが学校で教えていたものは，単なる理論や技術ではなく，一種の世界観だったわけです．伝統的な科学文化では，理論を担当する人と実践を担当する人とは分けて考えられてきました．「考える人」と「実行する人」とは別だと言うわけです．それが，教育の世界だけでなく社会全体に浸透していた….

学校を卒業して臨床に入ったばかりの新人は，「自分は学校でいろいろ新しいことを知った．今まで真摯に学んできたことを現実の社会で実践したい．また，そこで多くのことを学び続けたい」という，大きな希望をもって世の中に出ていきます．ペルフェッティ教授は，学校で，私たちにものごとを考えるとはどういうことかを教えてくれました．どうすれば患者さんを理解できるか，患者さんにとって有効な結果が生まれるのかを教えてくれました．そういったことを学んだからには，患者さんの治療に時間をかけて取り組まなければならないという考えで臨床にあたるのは当然のことです．

ところが，現場に実際入ってみると，担当の医師から「あなたは何人の患者さんを担当しなさい．それぞれの患者さんにこれだけの時間で治療をしなさい」，場合によっては「これをこうしなさい」と細かく指示が出されます．これは，とうてい受け入れられることではありませんで

した．もちろん，そのような医師がどうして自分で勉強し物事を考えたがるセラピストをうとましく思うかくらいは理解できます．ただ，それ以上につらいと思ったのは，従来の教育を受けてきた同僚のセラピストたちが，理論と実践とは別のものであるという伝統的な考え方にどっぷりと漬かっていたことでした．これが私には何よりも辛かった…．

　カランブローネの学校では，常に「考えなさい」と言われてきたし，考えることを教えられてきたのに，現実の世界に出てみたら，考えることはむしろ自分の身にとって危険なものになりうるということがわかった…．そういった意味でドラマティックでした．そのような経過があって，私のリハビリテーション専門家としての仕事は，もちろん自分にとっての勉強だし科学的な目標ではあるけれども，それだけではなくて，自分のなかではもっと文化的であり，イデオロギーに関わる活動になってきたのです．

> 文化やイデオロギーに関わる活動というのはどういう意味でしょうか．

　…一人の人間がある動機や期待に支えられて学び，そして社会に出る．そこで出会ったものが自分の動機や期待に反したものであることを認めたうえで，それではいったい自分は何をすべきかという問題に直面する，そこで自分の態度を決めなければならない…，そういった状況に置かれた場合，沈黙するか闘うかしかない．良きにつけ悪しきにつけ，社会で起こる事柄や状況は，その社会をつくりあげている文化を根底にもっています．その社会で自分が何かを考え，選び，行動することという意味で，社会に対する自分の意見をもつことは避けられないと思います．イデオロギーに関わらざるをえないということは，そういう意味なのです．

　実際，私は医師や同僚のセラピストとかなり激しい議論を交わしたのですが，そこで気づいたことは，あるリハビリテーションの方略には，

第4部 インタビュー「カランブローネから認知運動療法へ」

世界を見る視点が反映されているということです．このような議論は，リハビリテーションの世界だけでなく，たとえば政治の世界でも言えることだろうと思います．たとえば，自分がある少数派の中にいる，あるいは一人だという時に，社会のある不正に対して何か発言すると押さえつけられるとしましょう．そのような時にも，選択しなければならない道は同じで，沈黙するか議論するしかないわけですよね．

　当時のペルフェッティ教授や私は，沈黙ではなく議論の道を選びました．これが厳しい選択であるということは，当時も今も変わりません．つまり一度選択すると，それが困難な選択であればあるほど，以後，毎日それを守っていかなければなりません．その選択を放棄すれば，内心で抵抗はあっても，人から言われたことをしていればよいということになります．自分の良心を片隅に追いやり安楽に過ごすことも可能なわけです．私たちは，自分の良心の声に耳を傾け，患者さんを前にして自分たちのすべきことに妥協はしないという選択をしました．正しいと信じられることを勉強し，実行していこうと決めたのです．しかし，その当時の私たちは非常に少数派でした．だからといって科学的な研究・教育と，文化的・政治的な姿勢とは切り離して考えることはできませんでした．科学とは純粋なものであり，他から侵すことのできないものだとするのは，勉強もせず，本も広げず，漫然と社会・政治問題に取り組むのと同様に空虚なことだと思います．

　　　　あなたは，セラピストであると同時に，「Biblioteca A.R.Lurija」（ルリア図書館）のディレクターとしての活動もされていますね．この成り立ちについてお話しいただけますか．

　…「ルリア図書館」の活動について話をするためには，ふたたびカランブローネ養成校の頃の話に戻らなくてはなりません．当時，ペルフェッ

第4部　インタビュー「カランブローネから認知運動療法へ」

ティ教授がカランブローネで行っていた試みが，他の地域における人々の興味を次第に引くようになり，学生だけでなく，セラピストや医師も，「どんな授業をやっているのか」と見学に来るようになりました．ところが，このことが，私たちにとって大きな危険を招く原因にもなったのです．ピサの片隅にあるカランブローネという小さな学校が強い光を発するようになり，次第にヨーロッパ各地の人々の関心を呼ぶようになってきた…．ところが，ピサには医学部をもったピサ大学があったのです．しかし，ここは人々の関心を惹くような活動はしていなかった…．そこで，ピサ大学の関係者の一部は，カランブローネに対して嫉妬と脅威を感じるようになってきたのです．

　その結果，さまざまな事件が起こるようになりました．たとえば，当時のイタリア衛生省の指定規則では，イタリアのセラピスト養成校の教育は臨床現場での技術教授が中心でした．ところがカランブローネでは理論教授が中心でした．カランブローネの養成校はもともと州立でしたが，1980年代の終わりに，州の条例としてセラピストの養成校で教えるための資格は医師もしくは大学を卒業した人間であって，それに該当しないセラピストが授業を行うことはできないという規則ができたのです．もっとひどかったのは，その当時，カランブローネでは「言語学習」という科目を非常に優秀な教員が教えていたのですが，彼女は自然科学系の大学を卒業していないということから，学校で教えることができなくなってしまった…．また，カランブローネには，学校の母体病院もあったのですが，ある日，そこに行ってみると，病院の指示でリハビリテーション棟がすべてロックされ，私たちが中に入れないようになっていました．こういったことはほんの一例ですが，とにかく私たちが仕事をしようとすると，いつもそういった類（たぐい）の事件が続くようになってきました．

　当時，私たちの仕事は高い評価を受けていましたから，このような事件に対し，新聞に大きく記事が出たり，一般市民から非難の手紙が当局

第4部　インタビュー「カランブローネから認知運動療法へ」

に送られたり，のちにノーベル文学賞を受賞したダリオ・フォ（Dario Fo）をはじめとする著名な文学者らが支持の署名をしてくれたりしました．しかし，当時のピサの行政は，左派，いわゆる進歩主義を標榜する人々が実権を握っていたにもかかわらず，そのような"進歩的な"人々からは何の手も差し伸べられず，事態はいっこうによくなりませんでした．カランブローネ病院はピサ大学の関連病院でしたから，ペルフェッティ教授は，それ以上そこで仕事を続けることができなくなってしまったのです．ちょうどその時，スキオの病院[3]から「うちに来ないか」という話があったのです．面白いことに，当時のスキオの行政は保守派が掌握していたのですが，スキオ病院の院長が未来をみる眼と非常にオープンな心をもっていた方でしたから，ペルフェッティ教授を誘ってくれたのです．それを受けて，彼はピサからスキオに移りました．

　ペルフェッティ教授がカランブローネで仕事をしていた当時は，セラピストを中心とする科学，政治，文化活動につながる研究会ができていました．それは，「Impegno Riabilitativo」，つまり「リハビリテーションを発展させる」という文字通りの名前でした．しかし，ペルフェッティ教授がスキオに移る時，私も彼についていきました．そこで二年間一緒に働いた後，家庭の都合もあって私は自分の故郷に帰りましたが，その後も教授とは定期的に会って，一緒に勉強させてもらったり研究計画を立てたりという形で，彼との仕事はピサとは違った形でずっと続いたのです．

　そうした中，カランブローネ時代の「Impegno Riabilitativo」の流れ

---

[3] イタリアの病院は，開業クリニックを除けば，原則として州立である．イタリア衛生省（servizio sanitario nazionale；SSN）の行政区として各州に設けられた地方保健機構（unita sanitaria locale；ULS）がある．各州は人口5-20万人ごとに数十のULSに分けられ，そこに州立病院が置かれている．スキオ病院は，イタリア北部ヴェネト（Veneto）州にある第4USLの州立総合病院である．

をくむような組織がないと，ペルフェッティ教授と考え方が近いセラピストが集まって討論する機会がないし，学会を開いたり本を書いたりする機会もないと考え，そのような組織づくりが必要だという話が出ました．そこで1994年に，トスカーナ（Toscana）地方で活動していたセラピストたちが集まり，少人数ながらも新しい研究会が発足しました．それに「Biblioteca A.R.Lurija」という名前をつけたのです．"Biblioteca"というのは「図書館」という意味です．もちろん，それは比喩で，現実に自分たちの図書館の建物があるわけではありません．勉強したい人々が集まってそこで資料を読み，自分たちの考えを交換できるような「場」という意味です．ここに，「Biblioteca A.R.Lurija」の設立にあたって公表した「宣言」があります（後掲）．

「Biblioteca A.R.Lurija」は非営利団体で，これまでいくつかの活動を行ってきました．その主なものとしては，セミナーの開催，セラピストを対象としたさまざまな研修コース，セラピストではない他の学問領域の研究者を招聘して開く学会があって，そのような活動の中で徐々に出版活動も始めてきました．話は戻りますが，カランブローネの学校を守ろうと私たちが戦っていた時期に，唯一，親身になって協力してくれた文化グループがありました．それは，「Grandevetro」[4]という名の研究会でした．「Grandevetro」は，医療者の集団ではなく，画家，作家，あるいは詩人といった知識人の集団です．その中には出版人もいますから，「Grandevetro」は出版社でもあるのです．一方，「Biblioteca A.R.Lurija」は出版活動には関わっていますが出版社ではありません．ですから，「Biblioteca A.R.Lurija」から出ている本は，すべて「Grandevetro」の協力のもとに出版されています．

---

4) "grandevetro（大きなガラス）"は，シュールレアリスムの芸術家マルセル・デュシャン（Marcel Duchamp）の同名の作品 "the Large Glass" にちなんで命名された．

第4部 インタビュー「カランブローネから認知運動療法へ」

　ペルフェッティ教授がスキオに移って何年かすると，スキオにも新しい研究会ができました．それが「Accademia Riabilitativa Scledense；ARS」という研究会です．この ARS はスキオ病院に本部をおいているので，これまで「Biblioteca A.R.Lurija」が行っていたセミナーや研修会などの活動を ARS が引き受け，他の領域の研究者を集めた学会や出版，あるいは研究自体を「Biblioteca A.R.Lurija」が引き受けるというように役割が分担されてきました．私たちのインターネットサイト[5]をみていただければ，「Biblioteca A.R.Lurija」の歴史やこれまでの出版状況がおわかりいただけると思います．

　　　　　　　　「Biblioteca A.R.Lurija」，あるいは「ARS」といった
　　　　　　　　活動は，単にリハビリテーション専門家が専門的なこと
　　　　　　　　を話すといったような狭い範囲にとどまらない視野と活
　　　　　　　　動範囲を，逆にリハビリテーションにもたらそうという
　　　　　　　　意図があるということでしょうか．

　…そうです．私たちは，患者さん，あるいは人間の身体，あるいは脳にどのように働きかけるかを考える時，いわゆる生物学的・生理学的な判断をしますが，その判断や選択は，リハビリテーションの対象となる人間の世界観や文化観，あるいは政治観やイデオロギーといったものと切り離して考えることはできません．ですから，私たちはリハビリテーション専門家にとどまらず，一般の人たちに対しても，私たちのものの見方をわかっていただきたいのです．そのためには，小説でも詩でも，他の芸術作品でもよいのですが，人間の精神の高貴さ，勉強することの尊さ，人間の尊厳を表しているものを紹介したい．そういったことから

---

5) http://www.bibliotecalurija.it/

生まれたのが「Biblioteca A.R.Lurija」の出版シリーズの中に含まれる叢書「Lanterne」("ランタン＝灯し火")」です．

　たとえば，ペルフェッティ教授が「知ること」と「行うこと」，つまり「研究」と「実践」とが別のものだという考えは馬鹿げていることを説明するためによく引きあいに出すのが，サン・テグジュペリ（A. D. Saint-Exupéry）の『星の王子様』に出てくる「地理学者」の話です．星の王子様が地理学者を訪ねる有名なシーンがありますね．そこでは，地理学者がたくさんの埃りをかぶった本に囲まれているのですが，王子様から「あなたはたくさんの星を研究されていますが，その星には川があるのですか？」と尋ねると，学者は，「そんなこと私は知らない」と答える．そこで今度は，「あなたの研究している星に生えている木は美しいのですか？」と尋ねると，学者はまたしても「そんなこと知らない」と答える．そこで王子様は，「あなたは地理学者ではないのですか？」と言うと，「いや，私は地理学者だけども，私は研究している星に探検家を派遣していて，彼らが報告してくることを研究しているのだ」と答えます．

　ペルフェッティ教授は，この話をよく喩えとして出すのです．『星の王子様』は，科学の専門書ではなく子どもの読み物ですが，それを引き合いに出して，「実際に患者さんをみないで理論だけを唱えている医学者と，ここに出てくる地理学者とは同じレベルじゃないか」と，そう言うのです．「手だけ使って頭は使わない」というリハビリテーション専門家がいるべきではありませんが，逆に「理論だけ唱えていて手が使えない」という専門家もおかしいということです．

　ある一つの考え方は世界に対する一つの見方です．リハビリテーションに関する一つの考え方も世界に対する一つの見方であるはずです．この見方もしくは視点—ペルフェッティ教授はこれを"フィルター"とよく言いますが—は，それに共感できる人々にとって，リハビリテーションに限らず世界の他のものを見る時にもいつもそれがフィルターとなり

第4部　インタビュー「カランブローネから認知運動療法へ」

うる．だから，社会を見るにあたっても，文学や芸術作品を見るにあたっても，そのようなフィルターを通して見ることができるのです．考えてみれば，文化というもの自体，ある一つの世界観をもつということに他ならないのではないでしょうか．ですから，一般的には科学と考えられない小説や詩，あるいは絵画や音楽といったものも，私たちの世界観をつくりあげる要因に入ってくると思います．

　　　　　　　　　　　先ほどのお話に出ました叢書「Lanterne」のリストに
　　　　　　　　　　　ジョナサン・スウィフト（Jonathan Swift）の名前があ
　　　　　　　　　　　がっていますね．

　…叢書「Lanterne」の最初の本として出版したのが，スウィフトの『ガリバー旅行記』のある一章を翻訳して，それにペルフェッティ教授が注釈を加えたものです[6]．どうしてこの本に興味をもったかと言うと，現在，私たちがもっている科学観，つまり科学を「自然に対する知識を確立する手段」ではなく，「自然を変えていくための手段」として考えるようになった大きな転換—いわゆる"科学革命"です—の大きな波及が出てきているのが私たちが生きている現在なのだと思います．『ガリバー旅行記』の著者であるジョナサン・スウィフトは，当時，その科学革命の真っただ中でその危険性に気づいた人だったのです．この本は，

---

[6] Jonathan Swift（Marina Compolmi: Traduzione, Carlo Perfetti: Annotazioni riabilitative）: La magnifica academica di lagado; Da"I viaggi di Gualiver"; Lantarne1. Biblioteca A. R. Luria, 2002. 本書は，本文にあるように，原書のイタリア語訳にPerfetti氏が科学哲学的な観点から注釈を加えたもので，協同医書出版社から訳書を出版準備中．原書の邦訳は，『ガリヴァ旅行記（中野好夫・訳），新潮文庫，1951』『ガリバー旅行記（平井正穂・訳），岩波文庫，1980』などで読める．

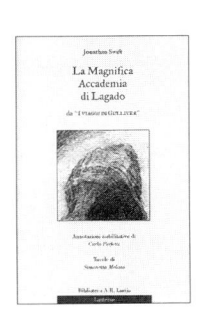

第4部　インタビュー「カランブローネから認知運動療法へ」

一般に子ども向けの読み物だと思われていますが，大人に警告を発してくれる非常に価値のある本だという考えから，これを叢書「Lanterne」の最初のものとして発行しました．

> 「Biblioteca A.R.Lurija」のホームページに「ルリア賞」というページがありますが，これはどういうものなのでしょうか．

…「Biblioteca A.R.Lurija」では，少し前から「ルリア賞」―と言っても，小さなメタルプレートを授与するだけのものですが―を，毎年イタリアのリハビリテーションにもっとも貢献したと思われる研究者に贈ってきました．1994年の最初の受賞者は，もちろんペルフェッティ教授です．そのあとは，神経生理学者のロベルト・カミニーテ（Roberto Caminiti）さん，イタリアではかなり有名な言語学者のマルチェッラ・ベルトゥチェッリ・パピ（Marcella Bertuccelli Papi）さん，ルリア・ヴィゴツキー研究の心理学者マリア・セレーネ・ヴェッジェッティ（Maria Serena Veggetti）さん，小脳研究で有名な神経学者ブルネッロ・ゲラルドゥッチ（Brunello Ghelarducci）さん．また，2000年の受賞者は，「Grandevetro」の会長でジャーナリストのセルジオ・パンノッキャ（Sergio Pannocchia）さんでした．賞金はないのですが，私たちからの感謝と愛情を込めた賞なのです．私たちにとっては，リハビリテーションのノーベル賞と言っても過言ではありません．

今までのノーベル賞の歴史を見てみると，この賞を授与されている研究者たちは伝統的な手法で科学研究を行った人たちばかりですが，私は，ペルフェッティ教授の功績は，リハビリテーションの分野に限らず，ノーベル賞を受ける価値があるほど大きなものだと信じています．依然として，脳は神秘で理解しがたい機械だと言われていますが，彼は，そのような脳に対する知見を深め，私たちのアプローチに新しい道を開いた人

です．彼による脳の理解の方向は，脳を思考する器官，思考が生物学的な機構を改変する器官とするものです．これは，彼がもう25年以上も前から言っていることで，最近，フランシスコ・ヴァレラが「循環」という言葉で説明していることと共通しています[7]．神経科学も，やがてこれと同じ結論に達すると思います．

　患者さんを，単に機械的な運動療法だけで治療していくことは，セラピストにとってつまらないだけでなく，患者さんにとっても非常に屈辱的な体験だと思います．自分の身体が心と切り離されたものとして扱われるのですから．リハビリテーションの主人公は患者さんです．ただ，ここでいう主人公とは，伝統的なリハビリテーション観でいう，動機づけの対象としての主人公という意味ではありません．たとえば，失語症の治療は，単に患者さんを街のバール（bar）[8]に連れ出し，中でおしゃべりしている人々の横に座らせることではないですよね．そこには創造力が要求されます．創造力とは，科学的な知識に対する真摯な態度が基礎になってはじめて生まれるものだと思います．それがないような創造性は役には立ちません．また，患者さんの側にも，回復のためにリハビリテーションに取り組むという規律と意識がなければ，きちんとしたリハビリテーションはできないと思うのです．セラピストにも患者さんにも，治療を進めていくうえでの厳格さや計画性が必要になるということです．

---

7) 第2部のPieroni氏による講演中のヴァレラについての脚注（p. 22）を参照．
8) イタリアのバール（bar）は，日本の"バー"とは異なり，喫茶や軽食を主体とした"カフェ"であり，イタリア人にとって憩いと語らいの場である．

第4部　インタビュー「カランブローネから認知運動療法へ」

　　　　　　　　　　　　　日本でも，イタリアに比べればはるかに歴史は浅いですが，認知運動療法に関わる教育コースが続けられてきました．このコースの大きな特徴は，講義内容で強調されることが実用的な知識というより，むしろそのような知識を生みだす思考力とか想像力であるということで，とまどう人も多いというのが現状です．イタリアの事情はいかがでしょうか．

　…日本とイタリアは，地理的に非常に離れてはいますが，その世界観にはかなり共通するものがあるように思います．玩具（おもちゃ）屋に入ったところを想像して下さい．私が子どもの頃，玩具屋には積み木のような木の玩具が並んでいたものです．ところが今は，並んでいるものはテレビゲームに様変わりしています．両者の違いは，けっして木と電子技術の差というものではありません．今の子どもたち―子どもに限らず大人もそうですが―の「知識」の捉え方は，徐々に一つの型にはめ込まれている気がしてなりません．つまり，「知識」，すなわち「知る」ことが，すでにあらかじめ準備された情報のいくつかにアクセスすることを意味するようになってきたのではないかということです．

　現在，私たちの生活の中で大きな位置を占めているのはテレビやインターネットですが，それらは自分以外の誰かがつくった情報を流しているわけで，そのような情報のユーザー，つまり私たちは，そういったあらかじめつくられた知識をただ受け取るだけということです．残念ながら，現在では，「知識」をいかにして自分でつくりだすのかということが次第にわかりにくくなっているので，知識をつくる，すなわち物事を考えるという作業が，あらかじめ準備された情報を入手して使うということと同義になりつつあります．

　イタリア語で「知る」という動詞は"conoscere"ですが，この言葉には二通りの違った意味があります．一つは，それについての知識をすでにもっているという意味で，たとえばある人を知っているとか，日本

語を知っているといった場合の用法です．言い換えれば，「知る」というプロセスの「結果」を意味します．もう一つの意味はもう少し難しく，「知る」という行為を続ける，つまり「知っている」という完了形ではなく，そのプロセスをさすものです．これは，すでにある「知識」についてその内容を知るというだけでなく，ある人が自分の生きている世界を知る，というような意味で用いられます．

　要するに，前者の「知る」は，誰かが言ったこと，誰かが教えてくれたことを知っているという結果として知るという意味で，後者の「知る」は，日本語の用法にはないかもしれませんが，何かについての知識を得るための個人的なプロセスとしての知るということなのです．両者の意味の差はイデオロギーとしての差です．少し言い方を換えますと，前者の「知る」は，どちらかというと他動的，受動的，つまり受け身の知識になります．自分自身がその情報の主人ではないのです．たとえば，図書館に入った．その図書館には，すでに館長や司書が選んだ今月の新刊が並んでいて，その中から読む本を選ぶようなものです．これに対し，後者の「知る」は，自分の知を構築するという意味になると思いますが，外からの制限を受けず，自由に知を探るものです．それを探ることは，図書館に限らずあらゆる場所で可能です．

　ですから，自分が何をどのような形で知っているのか，それは自分で考え，自分で探した知識なのか，それとも誰かが考え，与えてくれた知識なのか，その誰かが考えたプロセスを私は知っているのかということを認識できているかいないかはきわめて重要なことなのです．

　　　　　　　　　　最後になりましたが，日本の読者に対するメッセージ
　　　　　　　　　をお願いします．

　…認知運動療法のコースや研究会にはイタリア全土から数多くの人々が集まってきます[9]．認知運動療法に関する書籍も，イタリアだけでな

くドイツやスペイン，そう…この日本でも出版され，それらは現実に人々の考え方や臨床への取り組み方に影響を与えつつあります．そのようなことから，認知運動療法はかなりの成功を収めているのではないかと幻想してしまうのですが，実は，イタリアにおいても認知運動療法はまだまだ浸透しきれていないように思います．これは日本も含めた他の国々においても同じことだろうと思います．

このような状況は，確かに重要な懸案事項ではありますが，同時に，それは私たちにとって自慢すべき状況でもあると考えています．今の世界は，あちこちで戦争が起こり，強者のエゴイズムが幅をきかせ，貧しい者・弱い者に対する圧力が強まっています．人間だけでなく，地球そのものが，汚染やエネルギー浪費といったことで非常に苦しい状態にあります．今回の京都の学術集会にもたくさんの人々が集まってこられていますが，そのうちで自然を守るために活動している人がどれだけいるでしょうか．弱者のために戦おうとしている人がどれだけいるでしょうか．リハビリテーションに限らず，自分の頭を使って自分の正しい道を進もうとする人間は少数派になるでしょう．しかし，そのような人たちの間には強い連帯感が生まれます．ですから，たとえ少数派であっても，私たちは，正しい道を進むことでそのような人々と繋がっていることを自慢に思っています．

何か新しい提案をする時，ましてやそれが従来のものへの批判を伴う提案となる時には，そこに必ず小さなグループができあがります．また，

---

9) イタリアにおける認知運動療法のコースは，基本的に以下の3つの段階から構成されている．1) 理論（5日間程度）：講義中心，2) 実践（2日間程度）：グループ分けしての臨床見学と実技指導，3) 検証（3日間程度）：自分の臨床での実践経験を通してのテーマ別学習・検討会の実施．1) では，総論，病態の捉え方，評価の考え方，疾患別・部位別・問題別のアプローチなどが講義される．また，研究会では，運動イメージや意識経験の問題など，その時々の新しいテーマがとりあげられ，会員によるプロジェクト研究が発表される．

第4部　インタビュー「カランブローネから認知運動療法へ」

そこに共感してくれるグループが集まります．規模は小さくても，その真摯な精神を維持することができれば，そのような連帯を続けていくことができます．その連帯に日本の皆さんが加わってくれるのは大変うれしいことです．

　　　　　　　　　ありがとうございました．
　　　　　　　　　（聞き手　中村三夫，協同医書出版社編集部）

第4部　インタビュー「カランブローネから認知運動療法へ」

アレクサンドル・ロマノヴィッチ・ルリア図書館

「宣言」

　私たち「アレクサンドル・ロマノヴィッチ・ルリア図書館」は，認知運動療法というリハビリテーションの研究方略に結びついた知識の追究と普及を図ること，および文化・社会におけるその影響を分析することを目的として，科学的および文化的なイニシアティブを称揚し，実現するものである．

　私たちは，リハビリテーションを病的状態における学習と考え，治療に，損傷後の経験を導く基本的手段を認める．

　私たちは，研究における厳密な方法論を確立してゆくために，認識論に立った分析が必要であると考える．

　私たちは，リハビリテーションにおける研究は，リハビリテーション治療の質の向上と，より多くの市民に治療の門戸が開かれることを最優先の目的にすべきと考える．

　私たちは，リハビリテーションの対象である病気を利益目的で搾取しようとする意図に対して，あらゆる形で闘うものである．

　私たちは，研究に真摯に取り組むことをその本旨とすることから，現在のセラピストの養成過程が不充分かつ不適切であると考える．そして，現在の養成過程を改善する一つの可能性として，医学部とは独立した専門学士過程の設立を提案する．

　私たちは，日常的に患者と触れ合うことのできる（私たちの）職場を，研究にとっての選ばれた場所であると考える．そして，リハビリテーションのあらゆる側面において「考えること」と「行うこと」の対置をなくすべきであると考える．そのなかには，医師と医師以外の者との対置も含まれる．

　私たちは，リハビリテーションに関する科学的情報を求めるすべての市民にとっての拠り所の一つになりたいと望む．なぜなら，このような情報の提供と普及は，リハビリテーション治療の対象となる諸問題についての患者の知る権利につながるものであり，身体障害を予防する手段でもあると考えるからである．

　私たちは，リハビリテーション治療の独自性を主張する．ただし，社会的・経済的な意味合いをもつ方略は，厳密にはリハビリテーションの範疇に入らないと考える．

　私たち「アレクサンドル・ロマノヴィッチ・ルリア図書館」は，このような関心をもつすべての探究者のための研究の場である．

解説
経験と科学のダンス

　本書で，日本のリハビリテーション専門家は「現象学（phenomenology）」や「神経現象学（neurophenomenology）」と出会ったことになる．

　サルトル（Jean-Paul Sartre, 1905-1980）がはじめて現象学と出会ったときの情景を，妻のボーヴォワールは次のように語っている（有名なパリ・サンジェルマン・デ・プレのカフェでドイツから現象学を学んで帰国した友人アロンとサルトルとの会話である）．

　アロンは自分のコップを指して，〈ほらね，君が現象学者だったらこのカクテルについて語れるんだよ，そしてそれは哲学なんだ！〉といった．サルトルは感動で青ざめた．ほとんど青ざめた，といってよい．それは彼が長いあいだ望んでいたこととぴったりしていた．つまり事物について語ること，彼が触れるがままの事物を，…そしてそれが哲学であることを彼は望んでいたのである．

　現象学は20世紀初頭にドイツの哲学者フッサール（Edmund Husserl, 1859-1938）によって創唱された哲学である．彼は独自の哲学的探究の過程で「現象学的還元（phenomenological reduction）」という方法論を提言した．現象学的還元とは，この世界が存在するという信念をいったんエポケー（Epoche，判断停止）し，あらゆる先入観を排除して自己の意識を見つめる（超越論的主観性）ということである．

　人間の生きるという経験，それは捉えどころがない「心（個人の主観）」を産出する．同時に，人間は身体を有して存在している．経験から生まれるあらゆる意識は身体に根ざし，物体との相互作用や他者との間主観性的な交流によって世界に意味を与えてゆく．

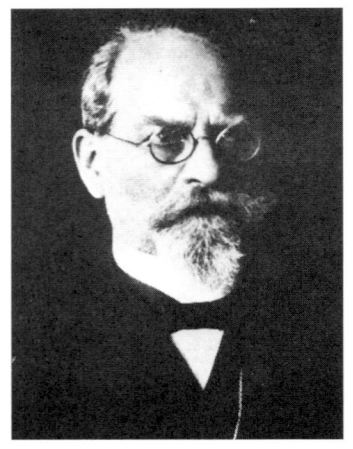

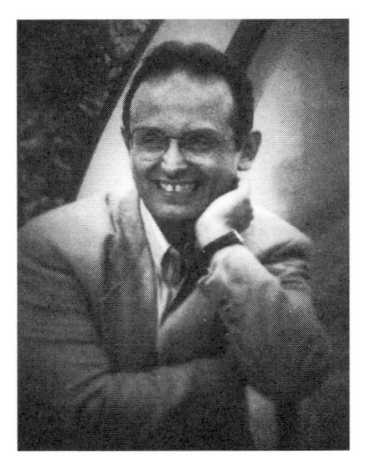

解説「経験と科学のダンス」

エドムント・フッサール (1859-1938)　　フランシスコ・ヴァレラ (1946-2001)

　フッサールは，こうした身体として生きる日常の意識経験を一般的な行為の理解や科学的な数値による理解から区別するために「キネステーゼ（Kinesthese）」と呼んだ．この言葉は「運動」を意味するkinesisと感覚を意味するaisthesisという二つのギリシャ語の合成語である．キネステーゼとは，「私の身体」を意味し，「私は…できる」という意識の源となる．このキネステーゼに支えられた意識の本質を探究すること，経験の本質を問い続けること，それがフッサール現象学の根本課題であった．

　現象学はフランスの実存主義者たちに受け入れられた．哲学の世界で身体論を展開したメルロ＝ポンティ（Maurice Merleau-Ponty, 1908-1961）は，著書『知覚の現象学』に次のように記している．

　現象学とは，人間と世界とはその〈経験〉から出発する以外には了解のしようのないものだ，と考える哲学なのだ．

　経験そのものへ還帰することは，知識に先立つ世界，知識がいつもそれについて語っている世界へ還帰することであり，その生の世界に対して科学は

解説「経験と科学のダンス」

抽象的で派生的な記号言語にすぎないのである．たとえば地理学は，我々があらかじめ知っていた田園地帯の森や草原や川への関係なしにはありえなかったであろう．

メルロ＝ポンティは，物理的な身体ではなく，生きられる身体，生物学的であると同時に現象学的な身体について思索し，世界がそこに実在する生命体（主体）から独立して存在しているとするデカルト（René Descartes, 1596-1650）の心身二元論を乗り越えようとした．

この心身二元論は，哲学のみでなく，ウィリアム・ジェームス（William James, 1842-1910）以後の心理学においても果てしない論議が続いていた．そして，現在，哲学者や心理学者のみでなく神経科学者たちも，脳科学の進歩と共に，人間の心や意識の解明に向けての挑戦を始めた．

認知神経学者のフランシスコ・ヴァレラ（Francisco Varela, 1946-2001）は，遺作『身体化された心』と論文「神経現象学：意識のハード・プロブレムに対する方法論的救済策」に，次のように記している．

新しい心の科学（認知科学）は，生の経験だけでなくそこに秘められた変容の可能性まで包括する必要がある．この確信が出発点であり，終着点である．日々の経験も，心の科学のもたらす洞察と分析の恩恵にあずかるよう，拡張されねばならない．この心の科学と人間経験が相互に循環し始める可能性を探究すべきである．

それは決して科学に対する裏切りではなく，むしろ必然的な拡張であり補完なのである．経験と科学は，あたかもダンスをするように相互に制限しあい，修正しあう．ここに転換の可能性が潜んでいる．我々に要求されるのは，科学の在り方についての特定のイメージにとらわれず，我々の文化そのものの産物たる科学における鍛錬の様式を問うことである．

解説「経験と科学のダンス」

　心的経験の問題に関心をもつ認知科学者はみな，一人称言語の説明を真剣に研究するために，現象学的還元において熟練レベルに達しなければならない，ということを私は強調したい．

　ヴァレラはフッサールやメルロ＝ポンティを継承する立場から「身体としてある行為（embodied action）によって世界も心も産出される」と解釈し，身体と共に生きる人間の生きる経験を脳科学の射程に含めて研究することを「神経現象学（neurophenomenology）」と命名した．

　リハビリテーション医学の領域において，こうした現象学から神経現象学への系譜が問題となるのは，近年，イタリアで提唱されているリハビリテーション技法である「認知運動療法（Perfetti）」に，その神経現象学的アプローチが導入されつつあるからである．

　本書におけるピエローニ氏（Aldo Pieroni）とフォルナーリ女史（Sonia Fornari）の講演は，その基本的な考え方と臨床応用の動向を反映したものである．哲学がどうしてリハビリテーション治療に関係があるのかと懐疑心をもつ者や，現象学や神経現象学に馴染みのない読者にとっては，リハビリテーションにおいても経験と科学を複眼で見てゆくことの重要性を訴えるピエローニ氏の提言や，患者の意識経験の一人称記述から脳の病態を解釈して認知運動療法を組み立てるフォルナーリ女史の臨床は，とても難解で奇異なものとして感じられるだろう．

　しかし，そうした誤解は，実際に日々の臨床で，患者に問いかけ，その肉声に，患者が語る内面の一人称表現に，真剣に耳を澄ませば，驚きと共に簡単に払拭されるはずである．患者の言葉は，決して根拠のないものではない．決して無視してはならない．

　フォルナーリ女史の担当した患者は，片麻痺となった自分の上肢を，「紙に包まれているような」とか，「麻酔がかかったような」と言う．この患者

解説「経験と科学のダンス」

には一般的な感覚検査による異常所見は認められていない．しかし，彼女は，この患者の一人称記述から，神経学的には感覚が正常であっても，現在の患者の生きる経験としては外部空間を身体を介して正しく認知していないと判断し，治療を組み立ててゆく．また，その患者は，下肢について「足が揺れる」とか，「足が操り人形みたいに操作されている」と言う．彼女は，この言葉から足部の運動方向における不安定性ばかりに意識が向いており，足底と床との接触関係（圧）を無視するために歩行に困難をきたしているのではないかと考える．そして，最終的に上下肢の運動機能回復を妨げているのは片麻痺そのものというよりも，当初明確ではなかった頭頂葉の空間認識（感覚情報変換）と運動イメージの生成に関わる機能障害であると推察し，それを改善するための具体的な治療プログラムを立案している．

ここでもう一度，ヴァレラの言葉を思い出してみよう．「それは決して科学に対する裏切りではなく，むしろ必然的な拡張であり補完なのである．経験と科学は，あたかもダンスをするように相互に制限しあい，修正しあう．ここに転換の可能性が潜んでいる….」

フォルナーリ女史の認知運動療法には，患者が自己の身体について語る言葉（主観）と脳科学の研究論文から得た空間認識や運動イメージの生成に関する知識（客観）とを結びつけてゆこうとする意図がある．リハビリテーションの臨床の場で経験と科学のダンスを踊っているのである．

それはどのような意図なのか．その本質を理解するためには，認知運動療法を提唱したペルフェッティ氏（Carlo Perfetti）が，「思考器官としての脳は生物器官としての脳を変化させることができる」という仮説に立脚して，運動機能回復に向けての認知理論と治療の実際を再構築しようとしていることを見極める必要がある．

中枢神経損傷は，運動機能，感覚機能，高次神経機能（失行・失認・失語）などの障害をきたすが，リハビリテーション治療は，それらの生物学的

な脳の構造変化と人間の経験に基づく認知活動との親密な相互関係から捉えなければならない．リハビリテーションにおける患者の意識経験とは何か．中枢神経系の損傷によって患者の身体意識はどのように変容するのか．認知運動療法を受けるという経験によって患者の思考はどのように変化するのか．こうした個人の意識経験を考慮して企画される認知運動療法によって，患者の身体意識や思考を変えることができるし，それによって生じる脳の生物学的な変化が認知過程を改変させる．

つまり，あらゆる運動機能回復を病的状態からの学習過程と捉え，学習過程が認知過程（知覚，注意，記憶，判断，言語）の改変に基づいていると考えるのであれば，脳を「思考を産出する器官（Perfetti）」と捉える必要がある．言い換えると，自己の身体に根ざした意識経験の変化として生じる思考が生物学的な脳の機構を改変し，その生物学的な脳の機構の改変がまた意識経験を変化させて新たな思考を生み出してゆく．そうした「自己産出的な創発システム（autopoiesis, Varela）」として中枢神経系を捉えようとしているのである．

患者が麻痺した手で物体を摘まんだり，不安定な歩行をするという日常の現象を考えてみよう．その瞬間に患者には主観的な知覚の感じ（クオリア）があり，それを手や足の関節可動域や筋力という客観的な数値のみで理解することはできない．主観を意識経験（一人称言語），客観を科学的知識（三人称言語）としてみよう．人間の行為は，リハビリテーションの臨床は，まさにこの「主観と客観」が，「経験と科学」がダンスを踊るように循環（circulation）していることが理解できるだろう．

人間は骨や筋肉からなる動く機械ではない．心的な意識経験を有し，身体を介して知覚し，自らの脳の機構を改変し，世界に意味を与えつづける，思考を産出する生物である．ピエローニ氏やフォルナーリ女史は，こうした人間の意識経験，身体意識，言語（一人称記述），治療経験，回復に向けての思考，といった問題を探究することで，新しいリハビリテーションの可能性

を追究しようとしているのである．

　心（mind），あるいは患者の意識を捉えることは難しい．「私一人が感じること（first-person account）」，「自己意識（self consciousness）」，「経験を生きること（lived experience）」，「現象学的経験（phenomenal consciousness）」，「意識のハード・プロブレム（hard problem of consciousness, Chalmers, 1995）」，「クオリア（qualia, 質感）」，「一人称記述と三人称記述（first-person event and third-person descriptions）」，「心の理論（theory of mind）」，あるいは見ること（vision），触れること（touch），痛み（pain），注意（attention），記憶（memory），運動イメージ（motor imagery），想像力（imagination）…，そうした問題は哲学者や科学者にまかせておけばよいという意見もあるだろう．しかし，それが患者の心の奥底から聞こえてくる「脳障害に由来する叫び声」であるとしたら，セラピストである以上，決してそれを無視することはできない．逆に，神経現象学アプローチの臨床導入は，科学という名の幻想に惑わされているリハビリテーションの現状を転換する可能性を秘めていると言えるのではないか．

　それは単に「患者の言葉を大切にしましょう」というようなヒューマニティックな問題ではない．また，単なる内観主義でもない．言語を病理の反映と捉えると同時に，回復に貢献する治療的なツールと解釈する必要がある．リハビリテーションにおける患者の意識経験の記述分析は，複雑な脳障害の病態解釈における新しい分析方法となる可能性がある．脳の画像診断や神経診断学的検査のみで理解できるほど中枢神経系は単純ではない．脳障害は一人一人違う．経験や体験もそれぞれ違う．脳は機械ではない．そのことを臨床で働くリハビリテーション専門家はよく知っているはずである．

　リハビリテーション専門家が，損傷を受けた後も患者の生存と生活を望むのであれば，真の運動機能回復に取り組むのであれば，その患者が認知過程を活性化させて世界に意味を与えてゆくことを援助しなければならない．それはどのようにすればよいのか，逆にどのような意味は与えることができな

いのか．その観察は，身体を介して環境世界との関係を構築する認知能力の特定化に向けられるべきである．患者の言語（一人称）は，その解明に向けての鍵である．

現在，イタリアの「サントルソ認知神経リハビリテーションセンター（Il Centro studi di riabilitazione neurocognitiva di Villa Miari a Santorso)」を中心とする認知運動療法の研究グループは，「認知を生きる（VIVERE LA CONOSCENZA）」という研究プロジェクトにおいて，「認知は生きた経験によって創発される（Varela）」という仮説を検証しようとしている．そこでは，患者の意識や言語や思考が運動機能回復にどのように貢献するかが現在進行形で探究されている．

それは回復の科学としてのリハビリテーションに向けての学問的な挑戦である．日々の臨床で，患者の言葉に耳を澄ましながら，心の科学（認知科学）との整合性を探究すれば，リハビリテーション専門家は患者の意識経験にアクセスできるはずである．

最後に，京都での学会が終り，奈良の東大寺で大仏と対面した後の，ピエローニ氏との深夜の会話について記しておこう．彼は「認知を生きる」の研究プロジェクトにおいて，日本の京都学派と呼ばれる西田幾太郎（Nishida Kitaro, 1987-1945）や西谷啓治（Nishitani Keiji, 1900-1990）の哲学が貢献する可能性を指摘した．そして，ヴァレラが最後に到達した東洋の仏教思想（Buddhismus）と西洋の哲学思想との融合についての意見を僕に求めた．僕は，西田哲学における「純粋経験（pure experience）」の概念（色を見，音を聞く刹那，未だ主もなく客もない）とフッサールの「現象学的還元（phenomenological reduction）」の類似性については認めたが，仏教思想による患者の意識経験の解釈をリハビリテーション（認知運動療法）に導入する可能性については否定的な意見を述べた．彼は，哲学と仏教思想の間に線（ライン）を引こうとする僕の意見に懐疑的であった．その線は誰が何のために引くのか？　ヴァレラはそのタブーを乗り越えようとして亡くなった．

解説「経験と科学のダンス」

彼はそう問いかけ，僕は沈黙した．

　本書は，ここまで思索してリハビリテーションの未来を見つめようとするセラピストの講演記録である．読者には，ピエローニ氏が認知運動療法を提唱したペルフェッティ氏の古くからの共同研究者であり，哲学や心理学のみならず，最新の脳科学の進歩に関するさまざまな論文を読み込み，そのうえでリハビリテーションにおける患者の意識経験の記述に取り組み，認知運動療法によってそれがどのように変容するかを検証しようとしているのだということを知っておいてほしい．さらに，そうした人間理解に向けてのリハビリテーションの挑戦は，人間社会の文化的価値をより豊かなものに改変してゆく発信源となる可能性を秘めていることを知っておいてほしい．

　本書のインタビューでは，閉ざされたリハビリテーション医学ではなく，人間の思想や文化への提言を通して開花する，新しい対話の必要性と期待も込められている．本書を読んだリハビリテーション専門家が，リハビリテーションの未来について，その文化的価値について，共に考えあうことの希望を感じて頂ければ幸いである．

　リハビリテーションの世界には可能性がある．本書で，リハビリテーションの地平を発見するのは，決して認知運動療法に取り組む一部のセラピストだけではないはずである．より多くの「経験と科学のダンス」を踊るリハビリテーション専門家の出現に期待したい．

　身体を介して世界に意味を与えるための認知神経リハビリテーション（認知運動療法）．その理論と治療は，これまで以上に複雑なものとなる．リハビリテーション専門家には，ある種の「覚悟」が求められるだろう．それは「自らがなぜ治療者となったのか」という主観への問いかけと共鳴している．リハビリテーション専門家は，この問いかけに言葉を発しなければならない．患者の思考と同様に，リハビリテーション専門家の思考もまた，その言葉（一人称）の内にあるのだということを，本書は底流として語っている．

解説「経験と科学のダンス」

「認知を生きる」ことの意味が伝わることを願って
宮本省三

文献

1) 木田 元：現象学．岩波新書，1970．
2) 新田義弘・編：フッサールを学ぶ人のために．世界思想社，2000．
3) 西 研：哲学的思考：フッサール現象学の核心．筑摩書房，2001．
4) Merleau-Ponty M：Phenomenology de la perception．Gallimard，1945（竹内芳郎，小木貞孝・訳『知覚の現象学』，みすず書房，1967．）
5) Varela FJ, Thompson E, Rosch E：The Embodied Mind：Cognitive Science and Human Experience，Massachusetts Institute of Technology，1991（田中靖夫・訳『身体化された心：仏教思想からのエナクティブ・アプローチ』，工作舎，2000．）
6) Varela FJ：Neurophenomenology：A Methodological Remedy for the Hard Problem，Journal of Consciousness Studies．Vol.3, No.4, 1996（河村次郎・訳：神経現象学：意識のハード・プロブレムに対する方法論的救済策，現代思想「オートポイエーシスの源流：F・ヴァレラの思想圏」Vol.29, No.10, p118-139, 2001．）
7) Varela FJ, Shear J：First-person Methodologies：What, Why, How?．Journal of Consciousness Studies, Vol.6, No.2-3, p1-14, 1999．
8) 苧阪直行・編：意識の科学は可能か．新曜社，2002．
9) Perfetti C：Per un approfondimento delle teoria cognitive della riabilitazione：proposta di studio．RIABILITAZIONE COGNITIVA, anno3, n.1, 2002．
10) 西田幾多郎：善の研究．岩波文庫，1950．

謝辞

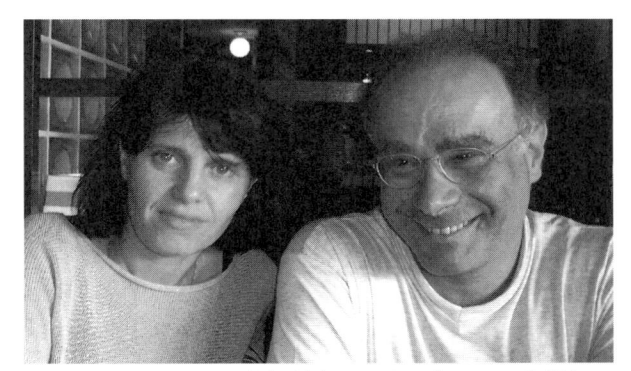

ソニア・フォルナーリ女史（左），アルド・ピエローニ氏（右）

　京都にアルド・ピエローニ氏とソニア・フォルナーリ女史をお迎えしての学術大会を開催して，はや1年が経とうとしています．お二人とは，事前に手紙や電子メールで頻繁にやりとりをしましたが，直接の面識はなく，来日されるまではどのような人たちなのだろうかと心配したものです．実際にお会いしてみると，それは杞憂で，お二人のとても気さくで優しい人柄に安心したのを覚えています．

　お二人はまた，好奇心旺盛かつ繊細な神経の持ち主たちでした．京都に滞在中，日本の文化や歴史に関する深い質問を連発され，自分の教養と語学力のなさゆえ十分な説明ができずタジタジになったのも，今となってはいい思い出です．大会を成功裏に終えられたのも，本書が出版できたのも，お二人の情熱と協力のおかげにほかなりません．紙面を借りて心より感謝申し上げます．

　サントルソ認知神経リハビリテーションセンターのカルロ・ペルフェッティ氏にお礼を申し上げます．氏には学術大会のテーマと講師の招聘について相談にのっていただき，お二人を紹介していただきました．本年（2003年）2月にサントルソで

開催された「日伊合同認知リハビリテーション研究会（Incontro di studi riabilitativi Italo-Giapponese)」で久し振りに再会を果たしましたが，その変わらない情熱とパワーに圧倒されました．

　高知医療学院の宮本省三氏には，本書の「神経現象学」に関する部分について解説をお願いしました．急な依頼を快く引き受けてくれたことに感謝します．氏は，大会終了後の奈良で，認知運動療法がこの新しい学問を取り入れることについて，ピエローニ氏と深夜まで激論を交わしたそうです．傍らで，通常は続けて2時間が限度という同時通訳を，大会中はもちろんのこと，その前後まで粘り強く担当してくれました小池美納さんに心からお礼申し上げます．訳のすばらしさはもとより，緊張を和らげてくれるあなたの微笑みと心遣いに，私たちは何度助けられたか分かりません．

　学術大会の運営にあたって，準備委員長を務めてくれた蘇生会総合病院の佐藤正俊氏と京都認知運動療法勉強会のメンバーに深謝します．佐藤氏の綿密な計画とメンバーの精力的な活動がなかったら，今大会の成功はなかったと思います．北村（現：澤田）早苗さんは，講師の接遇に最大の努力してくれました．嵐山における夜の鵜飼観光では，ピエローニ氏がその雰囲気にいたく感動され，「地球の裏側でこんな不思議な体験をしているなんて，まるで幻覚を見ているみたいだ」と言われたのが印象に残っています．

　本書は，日本認知運動療法研究会の理事会承認を受けて刊行されました．研究会行事の内容を，筆者の編集により書籍として公開することを許可していただきました理事の皆様にお礼申し上げます．研究会につどう会員の皆様にもお礼申し上げます．認知運動療法は，神経現象学と出会ったことで「認知を生きる」という新たな展開を始めました．ここ日本でも，それに遅れることなく，臨床・研究活動を推進していきたいと思います．

　MPジャパン社の北良市社長にもお礼申し上げます．機材の輸入と普及に関するわずらわしい手続きを，いつもいやな顔ひ

とつみせずしていただいています．

　最後になりましたが，協同医書出版社の木下攝社長に感謝します．木下社長は，本書の出版に最初から理解を示され，京都までイタリアからの講師に会いにきてくださいました．また，同社の中村三夫編集長は，本書の真の生みの親と言わなければなりません．氏のリハビリテーション医療に対する問題意識とインスピレーションがなかったら，本書は生まれませんでした．

　本書が，リハビリテーション医療のあり方を真摯に考えている専門家の皆さんの共感に迎えられますことを心から願っています．

2003 年 7 月
沖田一彦

■著者
Aldo Pieroni（アルド・ピエローニ）
1954年　イタリアのリボルノ（Livorno）に生まれる．
1979年　ピサ，カランブローネのリハビリテーション・セラピスト養成校（校長 Carlo Perfetti）を卒業．
1980年　イタリア衛生省／地方保健機構でリハビリテーション・セラピストとして勤務．現在は保健文書記録室主任を兼務．
1987年　1998年まで学術誌『リハビリテーションと学習』（編集長 Carlo Perfetti）の編集委員．
1994年　リハビリテーションと認知運動療法に関わる非営利組織 Biblioteca AR Lurija（ルリア図書館）の創設に関わり，その主宰，編集長として現在に至る．
2000年　学術誌『認知リハビリテーション』（編集長 Carlo Perfetti）の編集に携わり現在に至る．
　　　　一貫して認知運動療法，大脳皮質機能，リハビリテーションの認識論に関わる研究，教育，出版活動に携わる．

Sonia Fornari（ソニア・フォルナーリ）
1963年　イタリアのピエトラサンタ（Pietrasanta）に生まれる．
1988年　ピサのリハビリテーション・セラピスト養成校を卒業．
1990年　1993年までマッサ（Massa）のリハビリテーションセンター言語療法部門でリハビリテーション・セラピストとして勤務．
1993年　衛生省／地方保健機構に勤務，現在に至る．
1994年　「ルリア図書館」の創設に関わり，その編集に携わって現在に至る．
　　　　一貫して運動障害，言語障害，行為障害（失行症）に対する認知運動療法の研究，教育，出版活動に携わる．

■翻訳
小池美納（こいけみな）イタリア語通訳，翻訳家

■編集
沖田一彦（おきたかずひこ）理学療法士，広島県立保健福祉大学

■解説
宮本省三（みやもとしょうぞう）理学療法士，高知医療学院

「認知を生きる」ことの意味：
　　カランブローネからリハビリテーションの地平へ

2003年7月19日　初版第1刷発行
　定価はカバーに表示

著　者　　アルド・ピエローニ／ソニア・フォルナーリ
翻　訳　　小池美納
編　集　　沖田一彦
発行者　　木下　攝
印刷・製本　明石印刷株式会社
DTP　　　Digital Inkpot
発行所　　株式会社協同医書出版社
　　　　　〒113-0033　東京都文京区本郷 3-21-10
　　　　　電話 03-3818-2361　ファックス 03-3818-2368
　　　　　郵便振替 00160-1-148631
　　　　　http://www.kyodo-isho.co.jp　E-mail：kyodo-ed@fd5.so-net.ne.jp
　　　　　ISBN4-7639-1034-5

Ⓒ日本認知運動療法研究会
JCLS　〈(株)日本著作出版権管理システム委託出版物〉
本書の無断複写は著作権法上での例外を除き禁じられています．複写される場合は，そのつど事前に
(株)日本著作出版権管理システム（電話 03-3817-5670，FAX 03-3815-8199）の許諾を得てください．